《产 鉴》 新解

明·王化贞　著

张　磊　庞春生　冯明清
唐　宋　王国斌　周文献　注释
洪素兰

河南科学技术出版社

· 郑州 ·

内容提要

　　《产鉴》分上、中、下三卷，共阐述产科常见病七十三种，言词简洁，论断精辟，疗法得当。国内藏书单位现仅存四册，堪称珍本。

　　为使这一近于泯灭的医学典籍重放异彩，继续为人民健康服务，注释者四处奔走，反复查证，校勘了原版本中的错讹，对生僻古奥词句分别做了注解，并附必要的按语；力求使其通俗易懂，方便读者。

图书在版编目（CIP）数据

　　《产鉴》新解 /（明）王化贞著；张磊等注释 . —郑州：河南科学技术出版社，2013.12

　　ISBN 978-7-5349-5794-9

　　Ⅰ . ①产… Ⅱ . ①王… ②张… Ⅲ . ①中医产科学－中国－明代 Ⅳ . ① R271.4

　　中国版本图书馆 CIP 数据核字（2013）第 032777 号

出版发行：河南科学技术出版社

　　　　　地址：郑州市经五路 66 号　邮编：450002

　　　　　电话：（0371）65737028　65788629

　　　　　网址：www.hnstp.cn

策划编辑：马艳茹

责任编辑：邓　为

责任校对：王晓红　崔春娟

封面设计：张　伟

版式设计：王平辉

责任印制：朱　飞

印　　刷：河南省罗兰印务有限公司

经　　销：全国新华书店

幅面尺寸：170 mm × 240 mm　　印张：12.5　字数：100 千字

版　　次：2013 年 12 月第 1 版　　2013 年 12 月第 1 次印刷

定　　价：37.50 元

前　言

　　《产鉴》一书，是明·王化贞所著。王化贞，据有关史志记载，字肖乾，山东诸诚人，万历四十一年（1613）进士，官至"右金督御史，巡抚广宁"。平时笃好医学，著有《普门医品》四十八卷和《痘疹全书》。根据我们考察，未发现有王化贞著此书的记载，不过从所写《产鉴》的序言来看，可以基本肯定本书是王化贞所作。

　　《产鉴》是祖国医学妇产科专书之一，全书共分上、中、下三卷。上卷详细论述了妊娠和产前诸证的治疗；中卷详细论述了临产须知和在生产中各种异常情况的处理及临产之证的施治；下卷详细论述了有关产后诸证的治疗和调补。总之，此书内容丰富而精辟，论理扼要而详明，方药简单而切合临床实际，可以说是中医妇产科中的一部好书，对妇产科做出了较大的贡献。

　　从《中医图书联合目录》（1961年中医研究院、北京图书馆编）来看，《产鉴》在全国只有四本（不包括散在的）。据记载，除清代康熙年间两次再版、道光年间一次再版外，迄今未有再版。为了继承发扬祖国医学遗产，发挥中医妇产科的经验特长，故将《产鉴》加以校勘注释，使其以《〈产鉴〉新解》的新面目出现，便于更好地为妇产科服务。

《〈产鉴〉新解》的体例，分为"原文""词解""按语"等项。原文，以清·马志光重订本为蓝本，结合其他版本加以校勘。词解，有出处的则说明其出处，没有出处的则根据我们的理解，力求准确。按语，则以进一步阐发其义为主，尽力做到不失原意；两种病证相近者，则加以比较论述；对于一些不符合科学道理的内容，提出我们的看法。

当然，由于历史条件和阶级地位的限制，《产鉴》也有糟粕和不足之处，对于纯属糟粕且毫无临床意义的内容，如"产妇着衣卧首起日""体玄子借地法"等，则予删去。在注释过程中，陈淑英同志给予一定协助，谨此致谢。由于我们水平有限，不能尽其善，诚希读者指正。

编者

2012 年 10 月

序

　　□□□□□□□①有难②余者曰：此岂越人过邯郸③，且妇人之□□更仆数已④，子何独夅是⑤？余曰：客时无谓余为妇人德⑥耶？人与世相阅⑦，由一世二世以至万世者，惟生耳。故记有之⑧曰：时以为社稷⑨主，为先祖后，而可以不致敬乎，言所系重也。且人道阴阳之患⑩，何所非病，顾⑪疾不尽人，人亦不尽病。产则妇人未有能免者，产非疾而其杀人⑫乃在顷刻之间，故妇人以生子为免身，谓以得免，为幸免矣。一有不谨，贻患终身，皆妇人所独也。又闺帏秘密⑬，望闻有所不及，巧工有所不尽，往往寄命于俗媪狂巫⑭之手。急于索劝，轻用其愚⑮，以致母子俱殒⑯，或致绝人宗祀⑰，良可矜⑱痛。余之为刻⑲也，欲家一册，得以时时检铎⑳。夫妇人女子亦知其患之所起与所以自全也。闻之，养笋者与竹、养犊㉑者与牸㉒，夫是直为妇人也与哉？客曰：善！请以公之四方。
　　万历戊午㉒中元日琅琊王化贞题

【词解】

①□□：此处缺字。

②难：难，音男，是反驳、质问之意。

③越人过邯郸：语出《史记·扁鹊仓公列传》："扁鹊名闻天下，过邯郸，闻贵妇人，即为带下医。"

④更仆数已：即"更仆难数"。形容事物繁多、数不胜数。语出《礼记·儒行》:."更仆未可数也。"

⑤子何独夅是：你为什么独独着落于研究产病呢？夅同降，这里有

降低、着落之意。

⑥德：恩德，好处。

⑦相阅：阅，经历。相阅，即相传。

⑧记有之：指古书上有这方面的记载。

⑨社稷："社"，是土神；"稷"，是谷神。古代皇帝和诸侯，都祭社稷，后来就用"社稷"代表国家。

⑩阴阳之患：指人生疾病。祖国医学认为人之所以生病，是由于人身阴阳规律失调所引起的。

⑪顾："而""不过"之意。

⑫杀人：害人生命。

⑬闺帏秘密：闺，特指女子卧室。帏通帷，是帷帐。闺帏秘密，指妇女有病多患隐讳而难言。

⑭俗媪狂巫：媪，音袄，老妇人。俗媪，指不懂医学的女老。巫，是巫师，指封建社会以装神弄鬼、替人祈祷为职业的人。

⑮急于索劝，轻用其愚：索，是取的意思。劝，是以言说人，使人听从。愚，这里指庸医的骗人之方。

⑯殒：死亡。

⑰宗祀：封建社会指子孙供奉并祭祀祖先。绝人宗祀，意思是说绝人后代。

⑱矜：矜，音今，怜的意思。

⑲刻：印刷、出版。

⑳检铎：检，是规检。铎是古代宣布政教法令或战争时用的大铃。这里的检铎是准则的意思。

㉑犊、牸：犊，音读，指小牛。牸，音字，泛指雌的牲畜。

㉒万历戊午：万历，是明代神宗皇帝朱翊钧的年号。戊午，是万历四十六年，即1618年。

目录

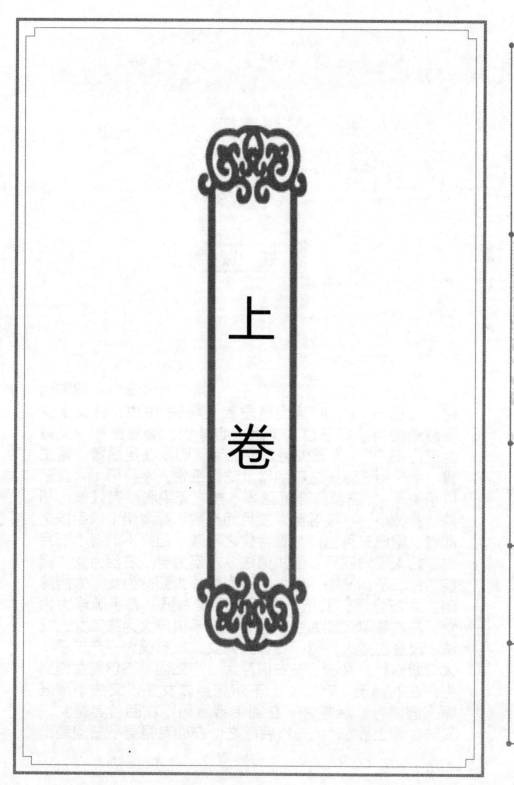

上卷

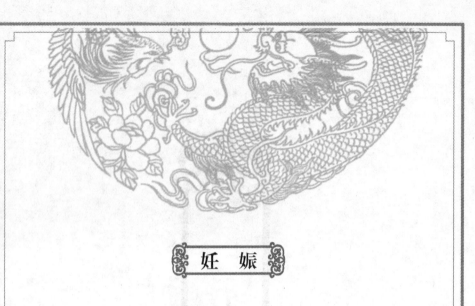

妊 娠

【原文】

　　经曰：阴搏阳别谓之有子①，此乃血气调和，阳施阴化。王氏曰：太冲②盛而气虚者，乳子③法也。诊其手少阴脉动盛者，妊子也。少阴，心脉也。心主血脉，又肾为胞门子户④，大抵少阴之经在手属心，在足属肾，肾主骨，手尺中之脉按之不绝者，法妊娠也。难经曰："女子以系胞⑤。"三部脉浮沉正等，按之无绝者，有妊娠。初持寸脉微小，呼吸五至。三月而尺数，脉滑疾，以手按之散者，胞已三月也。脉重手按之不散，但疾不滑者，五月也。妇人妊娠四月，欲知男法，左疾为男，右疾为女，但疾为生二子。又法，得太阴脉为男，太阳脉为女，太阴脉沉，太阳脉浮。又法，左手脉沉实为男，右手脉浮大为女，左右脉俱沉实为生二男，左右手俱浮大为生二女。又法，尺脉左边大为男，右边大为女，左右俱大，产二子，大者如实壮。又法，左右俱浮大，产二男，不尔则女作男生。左右俱沉，产二女，不尔则男作女生。又法，遣妊娠人面南行，后呼之，左回首者是男，右回首者是女。又法，看上圊⑥时，夫从后呼之，左回首是男，右回首是女。又妇人妊娠，其左乳房有核是男，右乳房有核是女。妇怀离经⑦，其脉浮大而腹痛引腰脊，为即欲生也，但离经即痛也。又法，欲生者，其脉离经，夜半觉，日中生也。

妊娠一月之时，足厥脉养之，二月足少阳，三月手少阴，四月手少阳，五月足太阴，六月足阳明，七月手太阴，八月手阳明，九月足少阴，十月足太阳。

验胎散：经脉不行已经三月者，更看尺脉不止，则是胎也。

川芎为末，每服一钱，空心艾叶煎汤调下，觉腹内微动则有胎也。若服后一日不动，非胎，必是经滞。

艾醋汤：如过月难明有无，如月数未足难明。

好醋炒艾⑧，服半盏后，腹中翻大痛是有孕，不为痛定无。

【词解】

①阴搏阳别谓之有子：语出《素问·阴阳别论》。阴，指尺脉；阳，指寸脉。意思是说尺脉搏动有力，并与寸脉有显著区别者，结合体征，多为妊娠脉象。

②太冲：指太冲脉而言。太冲脉系冲脉之别称，有调养女子月经及胞胎之功。

③乳子：指母腹中的胎婴。

④胞门子户：胞门，即子宫口；子户，指妇女前阴。

⑤系胞：胞，即女子胞，亦即子宫。意思是说，"命门"的主要功能在女子来讲是维系子宫的。《难经·三十六难》曰："命门者，诸神精之所舍，原气之所系也，男子以藏精，女子以系胞……"

⑥圊：圊，音清，指厕所。古人如厕曰上圊。

⑦离经：指某些过快或过慢之脉。此是说孕妇在分娩期间，气血大动，出现离异于经常之脉。

⑧好醋炆艾：炆，音文，加热的意思。好醋炆艾，是指用质量好的醋同艾叶炖热。

【按语】

本篇主要以脉象辨别妊娠、男胎、女胎和即将临产之兆。

手少阴主心，心主血，女子以血养胎。足少阴属肾，肾主精，女子以系胞。受孕以后，精与血汇聚以养胎，所以说手少阴脉动盛，尺中脉按之无绝者即为有妊之征。三部脉浮沉正等，按之不绝，亦是精血养胎，呈现充盛之象，随着胎儿的生长，脉象也随之有所变化，故以此可推断胎儿的月数。以脉象测知男女，这是古人的经验，有一定的实际意义，精于脉道者，方可得验，其中有许多尚待进一步研究。艾叶和川芎同服，艾叶和醋同服能验胎之有无，因艾叶、川芎皆为辛温动气之品，气动则胎动，故以此可验胎。然不可多服久服，以防堕胎。

十二经逐月养胎之说，是古人以春夏秋冬四季的顺序和五行的理论而推知的。一年之中，始于春而终于冬，春属木而冬属水，所以妊娠一个月之时，如春之开始，故足厥阴脉养之。至九、十个月胎已长成，如岁之将终，故足少阴脉和足太阳脉养之。这种理论看起来有些机械，但有一定的临床用药指导意义。如妊娠到某月时，如应用方药，充分考虑该月所临经脉的情况，更有助于养胎。至于孕妇行走和如厕之时，人从后面呼之，看左右回首以分男女，这是难以置信的。不过，在那个时代，没有科学仪器，只有采用多种方法，以推测男胎和女胎。这是当时的经验观察，仅作参考。

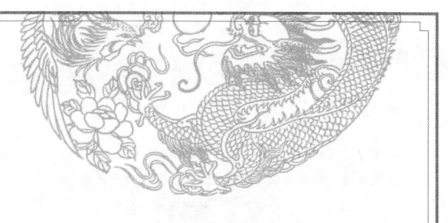

妊娠恶阻

【原文】

妊娠恶阻病，产宝①谓之子病，巢氏病源②谓之恶阻。谓妇人有孕恶心，阻其饮食也。由胃气怯弱，中脘停痰，脉息和顺，但肢体沉重，头眩择食，惟嗜酸咸，甚者寒热呕吐，胸膈烦满，肥人多痰，瘦人多火，须用二陈汤为主。

保生汤：治妇人经候③不行，身无病似病。脉滑大而六脉俱匀，乃是孕脉也。精神如故，恶闻食气，或但食一物，或大吐清水，此名恶阻。切勿作寒病治之。

人参 甘草各二钱半 白术 陈皮 香附 乌药各五钱

觉恶心呕吐加丁香。右剉④作二剂，生姜三片煎服。

复元汤：治妊妇呕吐不止，或头痛全不思食，左脉弱，诸药不效，用以理血归原。

人参 白芍 当归 川芎各五钱 白术 茯苓 陈皮各一两半 桔梗 枳壳各二钱半 丁香三钱 甘草五钱，炙 半夏姜汤泡，一两

右剉作十剂，姜枣煎服。

妊娠三个月内，呕吐恶心，不纳米食，用四物汤加陈皮、半夏、藿香、砂仁、白术、神曲、麦芽、陈仓米、生

姜煎服。

【词解】

①产宝：即《经效产宝》，唐·咎殷著。

②巢氏病源：即《诸病源候论》。隋·太医博士巢元方撰。

③经候：妇女月经按时候而至，故称经候。

④右剉：剉，音挫，斩截切断之意。右作上字解。右剉，是指把上面的药物切成小块。

【按语】

妊娠早期出现恶心呕吐，头晕目眩，心中烦闷，恶闻食气，或食入即吐等症，叫作"恶阻"，又称妊娠呕吐。医书中也有称为"子病""病儿""食病""阻病"的。

妊娠恶阻，原因非一，有因胃气怯弱，当受孕之后，冲脉之气较盛，上逆犯胃，胃失和降而致呕恶；有因平素肝热较盛，肝血有伤，孕后血聚养胎，肝血更虚，木火上炎，冲逆于胃而致呕恶或因素有痰饮，随冲气上逆而呕恶。

在治疗方面，作者提出了四种治疗方药：其一，是以二陈汤为主治疗。二陈汤是燥湿化痰、理气和中之方，用于痰湿较盛、胃失和降而致的脘闷呕恶之症。凡孕妇胃弱有停痰的，或体质肥胖而多痰湿的呕吐，皆宜本方为主加减治之。其二，是保生汤，用于妊娠呕吐，脾胃虚弱，而不偏于寒热的。方中人参、白术健脾益气，以扶其弱，香附、乌药理气解郁，以行其滞，甘草既能补脾益气，又能调和诸药，生姜畅胃口而止呕，加丁香以增强降逆止呕之功。《校注妇人良方》将乌药作乌梅，如内有虚热，用以生津止渴，亦可谓佳。其三，是复元汤，《胎产心法》称作归原散。方内用六君子汤益气健脾、和胃止呕，以复生化之源。用当归、川芎、白芍养血和血，补其阴虚，顾养其胎。加桔梗、枳壳、丁香以宽中利膈。因妊娠呕吐不止，脾胃受伤，气血来源亏少而致阴血不足，且孕后又需大量血液以养胎，较盛的冲脉之气乃上逆犯胃，胃燥上逆，更增其上逆呕恶之势，即"无阴则呕"之义，故用复元汤以理血归原。其四，是四物汤加味。呕恶既久，又少纳谷，其气血虚弱可知。肝血少而生燥，燥而火动，火动则上逆，而致呕恶不止，所以用四物汤补肝以生血，再适当加入健脾开胃之药，以止其呕恶。

以上四种治疗方药，是作者根据妊娠呕吐性质不同而设的，临床上应辨证使用，灵活加减。

从临床上看，妊娠呕吐，多为肝胃之气上逆并呈虚热之候。常用北沙参、麦冬、清半夏、陈皮、竹茹、黄芩、砂仁等类药物煎服，效果较好。

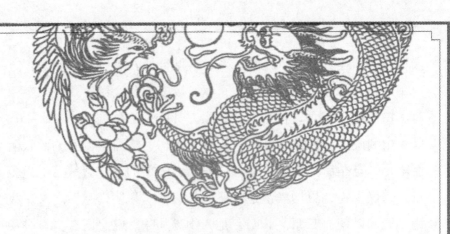

妊娠子烦

【原文】

　　妊娠子烦，谓烦躁而闷乱心神也。盖四月受少阴君火^①以养精，六月受少阳相火^②以养气。若母心惊胆寒，多有是症。《产宝》云：是心肺虚热，或痰积于胸。若三月而烦者，但热而已。若痰饮而烦者，吐涎恶食。大凡停痰积饮，寒热相搏，吐甚则胎动不安。用竹叶汤。

　　竹叶汤：

　　防风_{去芦}　麦冬_{泡，去心}　白茯苓　黄芩_{各等份}

　　右剉作剂，用竹叶十片，水煎，食后温服。

【词解】

　　①君火：指心火，因古人称心是"君主之官"，故名。

　　②相火：与"君火"相对而言。一般认为命门、肝、胆、三焦均内有相火，而相火的根源主要发自命门。

【按语】

受孕以后心惊胆怯，烦闷不安，郁郁不乐，撩乱不宁，称为"子烦"，即妊娠心烦。

本病的产生，作者在此提出了四个方面的原因：一是心肺虚热，一是痰积于胸，一是痰热相搏，一是心惊胆寒。在辨证方面，以执简驭繁的方法明确指出，只热而烦"但热而已"，有痰而烦"吐涎"为要。在其他方面未提出明确的辨证指标。作者针对停痰积饮，寒热相搏的痰火证，采用竹叶汤治疗。方中竹叶、麦冬，清心、滋阴、除烦；茯苓、黄芩，健脾渗湿去热痰。用防风者，可能因其内有寒热相搏，外见寒热之症，用以消除在表之寒热；再者，防风除治风以外，还有"通利五脏关脉""补中益神""安神定志""散经络中留湿"的功能。然而，此方祛痰之力较弱，如痰热较盛，可酌加竹沥、川贝等清化热痰之药。本方药较精专，是治疗妊娠因热引起心烦的一个好方子，只要用之得当，效果应是很好的。

关于"心惊胆寒"的问题，可能有两种意义：一者，当君、相之火养精养气的时候，孕妇心惊胆寒，君、相之火不足，心神虚怯而烦；再者，孕妇精神受刺激，常处于紧张不安状态，引起君、相之火妄动而扰心发烦。

作者对本病治疗，只提出了一种治疗方法，不能满足治疗的需要，临床上当根据本病所产生的原因，进行辨证施治，方为全面。

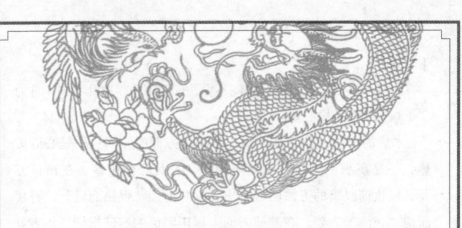

子 痫

【原文】

妊娠子痫①，谓痰涎潮搐②，目吊口噤③也，用羚羊角散治妊娠中风，头项强直，经脉拘急，语言謇涩④，痰涎不利，或时发搐，不省人事，名曰子痫风。

羚羊角散：

羚羊角 甘草 当归 川芎 防风 独活 茯神 五加皮 杏仁 木香 薏苡仁 酸枣仁炒

右剉，生姜五片，水煎，不拘时服。

【词解】

①子痫：即"妊娠痫症"，又称"子冒"，俗称"子痫风"。

②潮搐：潮，在此形容痰涎壅盛，汹涌起伏势如潮水。搐，即抽搐，在此指患者四肢不断抽搐挛急。

③口噤：噤，当紧讲。口噤，即是牙关紧闭，口不能张的意思。

④语言謇涩：謇，转动艰难的意思。涩，是不流利的意思。语言謇涩，即语言不利。

【按语】

子痫一症，多由孕妇平素肝肾阴虚，孕后血养胎元，阴血愈亏，虚火愈炽，以致精不养神、血不养筋。也有妊娠体虚受风，风伤太阳经络而发生本病的。本书所论之症，当属后者。正如《大全良方》说："妊娠体虚受风，而伤足太阳经，遇风寒相搏，则口噤背强，甚则腰背反张，名之曰痉。"其症状表现是妊娠六七个月之后，或正值分娩之际，忽然晕仆，不省人事，四肢抽搐，牙关紧闭，目睛直视，口吐涎沫，须臾自醒，醒后复发。因怀子患此病症，类似痫证，故称子痫。

作者以痰涎潮搐、目吊口噤，概括了子痫的主证，并提出了用羚羊角散治疗。方中羚羊角，平肝舒筋、熄风镇痉；当归、茯神、枣仁，养血宁心安神；甘草、薏苡仁、五加皮，调脾胃而舒筋挛；杏仁、木香，理肺脾之气以行其滞；防风、独活、川芎，散风邪而解痉。这样使血和气顺，肝风平静，则痫证自愈。但方内独活、防风、川芎、生姜为辛温发散之品，如纯系阴虚风阳动者应去之不用。

妊娠子痫，属于妊娠重症，如发作频繁，常可危孕妇及胎儿生命，应高度重视。在治疗时，当辨证施方，不能局限于羚羊角散。

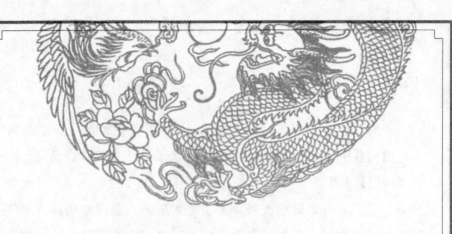

子 悬

【原文】

子悬①，谓妊娠心胃胀满也。用紫苏和气饮。治妇人胎气不和，凑上②心腹，胀满疼痛，或临产惊恐气结，连日不下，及胎前一切诸疾。

紫苏和气饮：

当归　白芍　川芎　人参　紫苏梗　陈皮　大腹皮　甘草

右剉，生姜三片，葱白七根，水煎服。腹痛加香附、木香，咳嗽加枳壳、桑白皮，热加黄芩，呕吐加砂仁，泻泄加白术、茯苓，难产加枳壳、香附、车前子。

【词解】

①子悬：是指妊娠四五个月后，胸腹胀满，甚至喘急疼痛、烦躁不安的一种证候，又名"胎气上逆"。

②凑上：胎气上犯的意思。

【按语】

　　子悬一症，是妊娠期常见的一种疾病。产生本病的原因有因怒气伤肝，肝火内动者；有因脾气郁滞者；有因肝郁不疏者。总其病理不外乎胎气不和，热盛气逆所致。

　　王氏选用紫苏和气饮（《普济本事方》），其意在于：紫苏梗、陈皮、大腹皮能宽中下气；当归、川芎、白芍能养血柔肝；人参、甘草能益气扶土。全方配伍合理，能疏理肝气，调和肝脾，安和胎气。由于本症主要是胎气上逼所致，故方中必用和气安胎之药，如紫苏用梗不用叶，其道理就在于此。这也是作者变古方紫苏饮为紫苏和气饮的意义所在。

　　关于本方随症加味，更能曲尽其妙。腹痛加香附、木香，以理血分之气而不碍胎；咳嗽加枳壳、桑白皮，以缓中宽胸、泄肺消胀。肺气宣降无碍则咳嗽自止。至于热加黄芩，呕吐加砂仁，泄泻加白术、茯苓等，更是妊娠病常用之药。难产加枳壳、香附、车前子，主要取其顺气行水之效，胎气降而易分娩。紫苏和气饮不仅是一个治疗子悬的良方，同时也是治疗临产惊恐气结，连日不下，二便不利，分娩困难的一个良方。

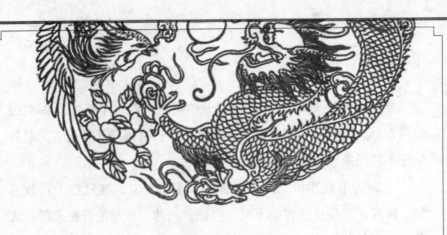

子 肿

【原文】

  子肿者，谓妊娠面目虚浮，肢体肿满也，用茯苓汤，治妊娠七八个月前后，面目四肢浮肿。

  茯苓汤：

  当归 川芎 白芍药_炒 熟地黄 白术_{土炒} 子实 黄芩 茯苓 泽泻 栀子_{酒炒} 甘草_炙 厚朴_{姜汁炙} 麦冬

  右剉，一剂，水煎服。

【按语】

  子肿是妇女妊娠期出现以面目、四肢浮肿为显著特征的一种疾病。多因素体虚弱，妊娠期血以养胎，致脾胃重虚，运化无力，水湿聚而泛溢所致。临床上尚应辨别脾虚、肾虚、肺虚之不同。

  妊娠七八个月前后出现面目、四肢浮肿，轻者产后自愈，不必服药；若症状较重，恐损其胎，可予茯苓汤。本方用四物汤补血调血，以济营血之虚弱。用白术、茯苓、甘草，健脾利水，以促水湿之运化；厚朴行气消胀，以助水湿之气化。方中尚有黄芩、栀子、麦冬等药，因其具有清热养阴、除烦之效，故可见此类子肿当有虚烦之症。且白术、黄芩为安胎之佳品，故本方有利水之功却无伤胎之弊。综观上方，重在养血活血，佐以健脾行水，使阴血得扶，脾气得健，则水湿运化而肿自消。

　　子肿较重者，经门诊治疗效果不佳，可住院治疗。患者应低盐饮食，每日食盐不宜超过3克。

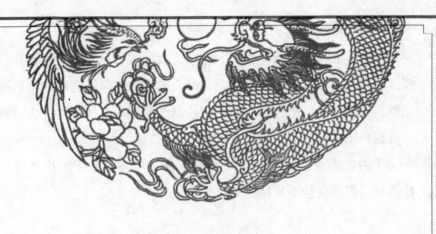

子 气

【原文】

　　子气者，谓妊娠两足浮肿也，因脾衰不能制水，血化成水所致。用天仙藤散；治妊娠三月成胎之后，两足自脚面渐肿至膝，行步艰难，喘闷妨食，状似水肿。生于脚趾间黄水出者，名曰子气。

　　天仙藤_{即青木香藤，洗炒}　紫苏　陈皮　香附　乌药　木香　甘草
右剉，生姜煎服。

【按语】

　　子气也属妊娠期出现的肿满证候。但其以两足肿或自两足至膝肿、喘满，甚则脚趾间流黄水为主要症状。多因妊娠期间，血以养胎，气血不足，脾气虚弱，健运失职，土不制水而致水湿聚注于下。其血化为水者，乃因脾虚不能将饮食水谷精微转化为营血，反使水谷精微停聚而为水湿，故曰血化成水。用天仙藤散以理气消肿利湿。方中天仙藤、香附调理气滞为主药；陈皮、生姜，以温中焦之滞气，使气通而水得化；乌药顺下焦之气；苏叶行气宽中且可发

表；木香理气行滞；甘草调和诸药。全方共奏理气行滞、消胀之功，实为消中寓补之法。

从方中药物分析，本病多为气滞，表现以喘满为主，兼有肿胀之象，所以称为状似水肿。因其为气滞，必致气化失常，加之脾虚湿聚，水气相搏，肿而且胀，表现在脚部者，《医宗金鉴》称为"皱脚"。但从症状表现上看，水肿之状也不少，方中似当酌加疏利水湿之剂。况就本方而言，方中木香一药，其他医书为木瓜，因木瓜有理气除湿舒筋之功，为治湿脚气的主要药物。因此考虑，此处木香改为木瓜为更好，亦可同用。若脾虚较重者，应适当加入补脾之品。

此外，历代医家对子肿、子气的论述不一，有合在一起称妊娠肿胀或胎水肿满，或妊娠水肿；也有分述的，分为子肿、子气、子满、皱脚、脆脚者。实际临床上每多兼病，只不过在辨证时要分清孰重孰轻，分而治之就是了。

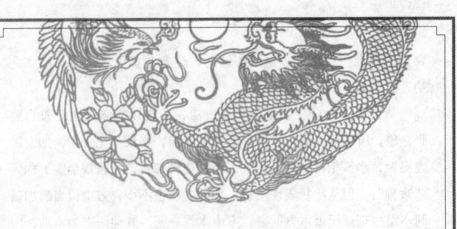

子 淋

【原文】

　　子淋谓妊娠小便涩少也，乃肾与膀胱虚热不能制水。然妊妇胞系于肾，肾间虚热而成斯症。甚者心烦闷乱。用下方：

　　子淋散：治妊娠小便涩痛频数。

　　麦冬_{去心} 赤茯苓　木通　大腹皮_{洗去沙土，姜汁拌炒} 甘草　淡竹叶

　　右㕮咀，水煎服。

　　车前散：治小便淋沥或不通，下焦有热者。

　　车前子　当归　陈皮　赤芍药　槟榔　赤茯苓　滑石　木通石苇_{去毛，炙}

　　右㕮咀，水煎服。

【按语】

　　子淋是指怀孕数月，小便频数，淋涩疼痛的症状。《医宗金鉴》中曰："孕妇小便频数窘涩，点滴疼痛，名曰子淋。"

　　形成本病的原因有虚热、郁热和气虚。《诸病源候论》曰：

"淋者，肾虚膀胱热也。肾虚不能制水，则小便数也；膀胱热则水行涩，涩而且数，淋沥不宣。"万密斋曰："或服食辛热，因生内热者……"临床上须辨明虚实。

　　子淋散和车前散均为治子淋证之方，所不同的，前者兼有心烦闷乱，故伍用麦冬、淡竹叶以滋阴清心而除烦；后者为下焦湿热较重，故伙用车前子、滑石、石苇等以清热利湿而通淋。二方一用大腹皮，一用槟榔，甚妙。大腹皮善于行气疏滞而治溲少；槟榔开泄下降之力较强，故有"无水不下，无气不降，无便不开"之说。二方分别用于清利药中以疏导降泄，更能增强其治淋之效。

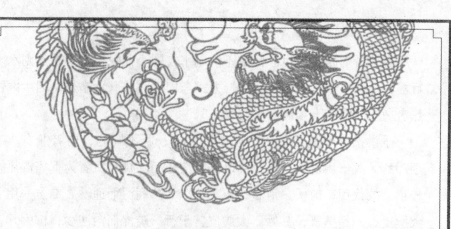

转 胞

【原文】

转胞①谓妊娠卒②不得小便也。因胎长逼近于胞，胞为所逼，令人数溲。胞即膀胱也。然子淋与转胞相类，但小便频数点滴而痛为子淋，频数出少不痛为转胞，间有微痛，终是与淋不同，并宜五苓散③加阿胶。

冬葵子散：治孕妇转胞小便不通。

冬葵子 滑石 栀子炒 木通各五钱

右剉一剂，水一钟半，煎至一钟，空心温服。此药滑胎，临月可用。若六七个月以前不可用。

又方：冬葵子、滑石、栀子，为末，田螺肉捣膏或生葱汁调膏，贴脐中立通。

【词解】

①转胞：即妊娠期小便不通。古称"转胞"。

②卒：突然的意思。

③五苓散：《伤寒论》方，其组成为：猪苓、泽泻、白术、茯

苓、桂枝。

【按语】

本条指出了转胞病的形成原因、症状特征和治疗方药。同时，又进一步说明了转胞与子淋病的区别。

转胞一病，多因孕妇素体虚弱，妊娠七八个月，胎体较大，中气不举，胎儿下坠，压迫膀胱所致，以下腹胀而微痛，小便不通为主症。今称："妊娠小便不通。"故作者提出当以化气利水，健脾祛湿的五苓散加阿胶治疗。方内茯苓、猪苓、泽泻渗湿利尿；桂枝化气行水；白术配茯苓健脾除湿；加阿胶既能养阴以资水源，又可补血以安其胎。全方虽渗利祛湿而无动胎伤元之弊。但须注意，桂枝系辛温之品，孕妇应慎用，以防动胎。或用小量苏叶亦可。

临床上，转胞与子淋不难区别。转胞多因中气不足所致；子淋多因下焦虚热或湿热而得。转胞小便不通；子淋小便淋沥疼痛。

冬葵子散和所举之贴脐疗法，均有清热利尿之功，故适应于下焦湿热蕴结，膀胱气化不行所致小便不通的病证。但因冬葵子散内之冬葵子、滑石、木通均为通利滑胎之品，临床用之，不可不慎。

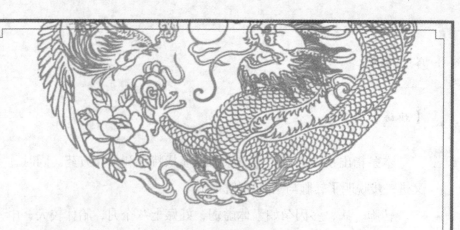

胎　漏

【原文】

　　妊娠经水时下，此由冲任气虚，不能约制。盖心小肠二经相为表里，上为乳汁，下为月水。故妊娠经水壅之以养胎，蓄之以为乳。若经水时下，名曰胎漏①，血尽则毙②矣。属气血虚有热。用下方：

胶艾四物汤：

当归　黄芩酒炒　白芍酒炒　白术土炒　熟地黄姜汁炒　艾叶少许　砂仁炒　香附童便炒黑　真阿胶蛤粉炒珠

右剉一剂，用粳米同煎服。

芎归汤（刘敏庵传）：治胎漏下血不止，或心腹胀满，一服立效。

当归尾　南川芎各五钱

右剉一剂，黄酒煎，临卧服，入童便一盏，即止。

【词解】

　　①胎漏：又称胞漏，是妊娠后，阴道时有血样液体排出而腹不痛的病症。多由于气虚、血热、胎元不固、性生活过频等原因

引起。

②毙：死也。此指胎漏不止，经血流尽，血不养胎则致胎死。

【按语】

妇女妊娠，月经闭止，气血壅聚以养胎，胎得其养则健壮。冲为血海，任主胞胎。如若冲任气虚，血失摄制，经水时下，必然影响胎儿发育，甚至血尽胎毙。故作者用胶艾四物汤益气养血，治漏安胎。方内四物汤之当归、白芍、熟地黄补血调血，因本病系出血之患，恐川芎活血太甚，故去川芎。白术益气健脾；阿胶、砂仁、艾叶止血安胎；香附理气血、解肝郁，为妇科要药。气血补，冲任固，血止则胎安，实为治漏安胎之良方。至于作者引用刘敏庵所传之芎归汤，治胎漏下血，适宜于有留瘀之胎漏，否则不可轻用。若用之，童便必不可少。

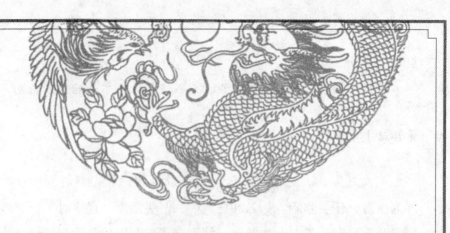

胎　动

【原文】

　　妊娠胎动[1]，或饮食起居，或冲任风寒，或跌仆击触，或怒伤肝火，或脾气虚弱，或推其因而治之。若因母病而胎动，但治其母；若因胎动而母病，惟当安其胎。轻者转动不安，重者必致伤坠。若面赤舌青，是儿死也，面青舌赤吐沫，是母死也，唇口俱青，两边沫出，是子母俱死也。察而治之。用下方：

　　佛手散：治妊娠六七个月，因事筑磕着胎，或子死腹中，恶露下，痛不已，口噤欲绝。用此探之，若不损则痛止，子母俱安，若胎损即便逐下。

　　当归二钱　川芎四钱

　　加益母草五钱更妙

　　右剉一剂，水一钟，入酒一钟，再煎一沸，温服。如人行五六里，再进一服。

　　安胎散：治妊妇偶有所伤，腹痛不安，或从高坠下，重伤所压，触动胎元，痛不可忍及下血。又治胃虚气逆呕吐，心腹诸痛，大抵妊娠不可缺此。

　　缩砂不拘多少，为末，每服三钱，热酒调服，艾盐汤

《产鉴》新解

皆可。此药非八九个月内，不宜用多。

安胎饮：治孕成之后，觉气不安，或腹微痛，或腰间作痛，或饮食不美，或胎动下血，及五六个月，常服数贴[2]，甚效。

白术_{二钱，土炒} 条芩_{一钱半} 砂仁_炒 陈皮_炒 当归 白芍_{各一钱} 川芎 紫苏_{各八分} 甘草_{四分} 熟地黄_{一钱，酒洗}

白术、黄芩乃安胎之圣药也。

右剉一剂，水煎服。下血不止加炒蒲黄、阿胶_{各一钱}。腹痛加香附_{醋炒，一钱}、 枳壳_{一钱，麸炒}。

千金保胎丸（京师传）：凡女人受胎，经三月而坠者，虽气血不足，乃中冲脉有伤，中冲即阳明胃脉，供应胎孕。至此时，必须谨节饮食，绝嗜欲，戒恼怒，庶免小产之患也。服此可保全。

归身_{酒洗} 熟地黄_{姜炒} 阿胶_{蛤粉炒珠} 条芩_炒 川续断_{酒洗} 香附_{酒、醋、童便、盐水各浸三日} 益母草 陈皮_{各二两} 艾叶_{醋炒} 南芎_{各一两} 砂仁_{炒，五钱} 白术_{土炒} 杜仲_{姜炒，各四两} 红枣_{煮去皮核}

右为末，枣肉为丸，如梧子大，每服百丸，空心米汤送下。

【词解】

①胎动：指妊娠期胎儿频频躁动，腹中痛，并伴有下坠感，甚则阴道流血的病症。

②数贴：即数剂。

【按语】

妊娠胎动的发病机制，为冲任不固，胎失摄养。但引起不固的原因颇多，王氏列举饮食起居、冲任风寒、跌仆击伤、怒伤肝火、脾气虚弱等五种原因，同时也指出了妊娠期应注意的事项，否则每可影响胎孕，甚而引起胎动。在治疗中，当审其因而治之，若因母病而胎动者，但治其母，若因胎动而母病者，唯当安胎。这也是治胎动的一大法则，即"先其所因""治病求本"之意。

"面赤舌青是儿死，面青舌赤吐沫是母死，唇口俱青，两边沫出是子母俱死"之说，为前人之经验，《诸病源候论》谓为"血伤气逆，胎随气上抢心"所致。但其机制，尚待进一步研究。由于胎动原因不同，而治疗方药各异，故云"察而治之"。

佛手散，由当归、川芎二味组成。当归补血、活血、止痛，能疗跌仆损伤；川芎辛温走散，理气活血，能破症结宿血。又加行血祛瘀之益母草，则活血通经，祛瘀生新之力更著。故适宜于因外伤动胎，甚而胎死腹中症。药后腹痛止，乃胎损较轻，使瘀血去，经络通，痛止而胎安。若胎损较重，保留不住者，药后即可逐下。方中加酒和服法，不可忽视，皆欲取药速效捷之功。

安胎散，适宜于妊娠期，偶因跌仆坠伤，触动胎元，胎动不安，腹痛不可忍或下血的病症。砂仁和中行气，止痛安胎，为妊娠期常用之药。但其气味芳香走窜，不宜多用久用，以免有损胎之弊。

安胎饮，适用于妊娠体虚、冲任受损，而致胎气不安之症。方中白术、砂仁、陈皮、紫苏健脾益气，调中以安胎；当归、白芍、熟地黄、川芎补血养血以安胎，况黄芩、白术相伍，则安胎之功益显。故无论有胎动或无胎动者，皆可"常服数贴"，以收到治疗和预防胎动之效。

千金保胎丸，适用于气血不足，冲脉受伤，胎失所养，至三个月而坠者。方内归身、熟地黄、阿胶以养阴血；川续断、杜仲以补肝肾；砂仁、白术、香附、陈皮以健脾和胃；川芎、益母草以活血祛瘀生新，使补而不滞。况艾叶与阿胶，白术与黄芩相伍，均为安胎之佳品，故作者提出"服此可保全"。

妊娠胎动即现在的先兆流产，是临床常见病症。王氏从本病的形成原因、症状表现、选用方药等诸方面进行了述说。论理清楚，用药得当。在发病时间上，王氏指出：妊娠三个月者可用千金保胎丸，五六个月者选用安胎饮，六七个月者可用佛手散，八九个月者选用安胎散治之。这不仅在治疗上，而且在预防医学上也具有重要的指导意义。在临床实践中观察到，妊娠四个月以前出现胎动者居多。

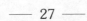

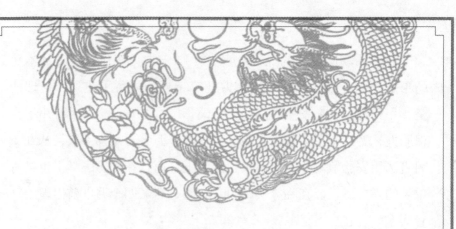

妊娠心痛

【原文】

妊娠心痛①，乍安乍甚者，可服白术散定痛安胎。

白术散：

白术_{土炒} 竹茹 木香_{各五分} 当归身 白芍_{酒炒} 前胡 乌药 陈皮_{各八分} 川芎 香附_{便制②} 紫苏_{各一钱} 甘草_{四分}

右剉，作剂水煎，食远服③。

如兼腹痛加砂仁、泽泻。

【词解】

①心痛：此即俗称之心口痛，指胃脘疼痛。

②便制：即用童便制。

③食远服：即饭后停隔较长时间才服药。

【按语】

心痛一症，历代医家论述颇多，计有九种：曰风、曰气、曰食、曰寒、曰热、曰血、曰虫、曰疰、曰饮。但以卒然心痛，咬牙切齿，舌青气冷，汗出不休，手足青过节，冷如水，朝发夕死，夕发旦死者为真心痛。本条妊娠心痛，虽然症状叙述过简，但从可用方药来看，当属气滞痰阻所致之胃脘痛症。方内用《和剂局方》之小乌沉汤①理气行滞，以治血气不调之心腹痛。加陈皮、紫苏更助其宽中和胃之功；白术、竹茹、前胡，有益气健脾祛痰、安胃降逆之效；当归、白芍、川芎，养血活血，以济营血之虚。至于腹痛加砂仁、泽泻者，因砂仁芳香走窜，善行气滞，泽泻善消肿满。气滞通、胀满除而腹痛止。所以，本方功效在于宽中行滞以定痛，理气养血以安胎。

【附方】

①小乌沉汤：香附、乌药、甘草。

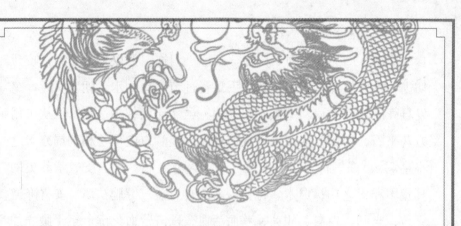

妊娠中恶

【原文】

妊娠中恶①忽然心腹刺痛，闷绝欲死，可服加减当归散。
加减当归散：
当归 川芎 陈皮 吴茱萸 木香 香附 乌药 甘草 前胡 葱白 砂仁 紫苏
右剉一剂，生姜五片，煎服。

【词解】

①中恶：中，音重。感受、触冒的意思；恶，即邪恶之气。中恶，就是感受邪恶之气。

【按语】

妊娠中恶，乃指妊娠期间触冒邪恶之气而引起的病症。本条由于妊妇血气不和，精气衰弱，感受偏寒邪恶之气而致病。因为气血不调，寒邪阻遏，阳气不伸，气机闭阻，故心腹刺痛，闷绝欲死。

在治疗上，王氏提出用加减当归散。方中当归散[①]，可养血活血、温行恶气；木香、香附、乌药、葱白，可温通行滞，畅利气机；紫苏、砂仁、前胡、甘草，可芳香醒脾、和胃降逆。况葱白、生姜、紫苏、前胡又可祛除在表之恶邪。所以，本方既理中安胎，又辟恶祛邪，使气和顺，闷除而痛止。

中恶和恶阻都是妊娠期间出现的病症，但因得病原因、临床表现和可用方药皆不相同，故当详察，不可混同视之。

【附方】

①当归散：《证治准绳》方，其组成为：当归、川芎、陈皮、吴茱萸、木香。

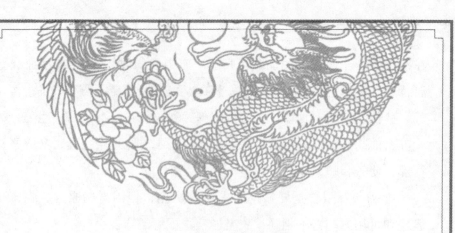

妊娠腰腹痛

【原文】

妊娠腰腹皆痛者，可服加减通气散。

加减通气散①：

当归身　葱白　阿胶　茴香　杜仲　甘草　陈皮　破故纸　山药　川芎　萆薢　独活　香附　橘核　白芍　川续断

右判作剂，白水煎，空心服。

如小腹痛，加艾、木香、乌药、紫苏，去橘核、山药、茴香、续断、萆薢、独活、破故纸。

【词解】

①通气散：《妇人良方》方，其中破故纸不拘多少，瓦上炒香熟为末，嚼胡桃肉半个，空心温酒送下二钱。治妊娠肾虚腰痛，状不可忍。

【按语】

　　"腰为肾之府"，若因劳力房事，损伤肾经，风冷之邪乘虚袭之，寒凝不通，而致腰腹疼痛。由于肾以系胞，故痛甚不止，多动胎气，以致胎坠不安，甚或先兆流产。本文未提出致病原因，但据临床所见，多由风冷侵入，劳力损伤，脾肾亏虚，肝脾郁结所引起。

　　本方是为肾气亏虚，风冷所伤而设。方内当归、川芎、白芍、阿胶、陈皮、香附、甘草，养血理气以安胎；破故纸、山药、杜仲、川续断，补肾固本以系胞；茴香、橘核、独活、葱白、萆薢，通阳行气，除风散寒。肾虚得补，风寒得除，则腰腹疼痛自除。若腹痛偏重或但腹痛者，去橘核、山药、茴香、续断、萆薢、独活、破故纸。加艾叶、木香、乌药、紫苏以温经散寒，疏理滞气。况此方已包含胶艾汤①之主药，能补阴和血，行气温经，具有温和流动，补而不滞之特点，堪称治疗妊娠腹痛之良方。

【附方】

①胶艾汤：《金匮要略》方，其组成为：川芎、阿胶、甘草、艾叶、当归、芍药、干地黄、清酒。

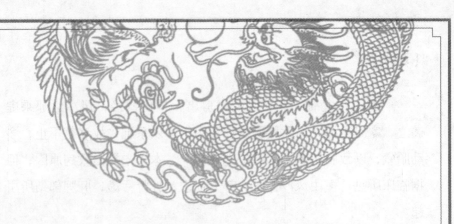

妊娠心腹胀满

【原文】

妊娠心腹胀满者，可服加减仓公下气汤。
加减仓公下气汤[①]：
白芍　陈皮　茯苓　大腹皮　川芎　当归　香附　前胡　厚朴　乌药　木香　紫苏梗
右剉一剂，空心服。

【词解】

①仓公下气汤：《史记·扁鹊仓公列传》中记载：臣意治齐王中子诸婴儿气鬲病，为之作下气汤饮之，一日气下，二日能食，三日即病愈。方有羌活、赤芍、甘草、槟榔、青皮、大腹皮、陈皮、赤茯苓、半夏、桑白皮、桂心各五钱，苏梗二两所组成，姜枣为引，不拘时服。

【按语】

　　本病是以妊娠心腹胀满为主症，可兼有两胁妨闷、饮食少进、四肢无力等症。多由腹内素有寒气凝滞，复因外感风寒，内外寒加，损伤脾胃所引起。脾胃为"水谷之海"，升降之枢，得阳则散，遇阴则凝，故损伤脾胃，必致运化不健，升降失司，从而发生心腹胀满等症。故方中多用散寒理气之品，复用茯苓、陈皮、厚朴健脾补中，燥湿导滞以复脾土之运；当归、白芍养血益阴，能润能柔，可防胎元之伤。此方祛邪与安胎并顾，本与标同治，可谓佳方。但因方中辛温动气之品居多，故应中病即止，不可多服，以免损胎。

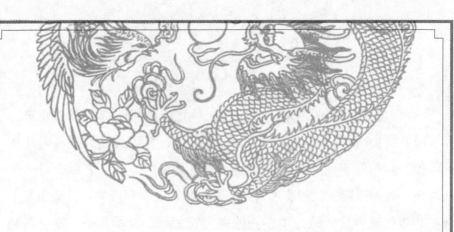

妊娠数堕胎

【原文】

妊娠数堕胎①者，是气血不足。腰痛甚者，恐堕胎。宜用加减安胎饮。

加减安胎饮：

黄芪　甘草　人参　白术　艾叶　当归　川芎　熟地　续断　茯苓　白芍　香附　陈皮　杜仲

右剉作剂，空心，水煎服。

【词解】

①数堕胎：数，多次的意思。堕，坠落也。数堕胎，即习惯性流产。

【按语】

胎儿的生长发育，赖气血以奉养、固护。若气血虚弱，胎失所养，必然自堕。堕至于数，其气血虚甚，便可形成恶性循环。朱丹溪曰："阳施阴化，胎孕乃成，血气虚乏，不能荣养，其胎则堕，譬如枝枯则果落，藤瘘则花坠。"故王氏治以加减安胎饮。本方即去子芩、砂仁、紫苏，加人参、黄芪益气健脾以固胎，杜仲、川断补肝益肾以安胎，陈皮、香附、艾叶理气暖宫以护胎。实际上本方即大补气血的八珍汤①加健脾理气、补益肝肾的黄芪、艾叶、香附、陈皮、杜仲、川断所组成。本方严谨缜密，实为气血虚损而致习惯性流产的良剂佳方。

【附方】

①八珍汤：出《正体类要》卷下，为《瑞竹堂经验方》卷四"八珍散"之异名。其组成为：当归_{去芦}、川芎、熟地黄、白芍药、人参、茯苓_{去皮}、白术、甘草_炙。

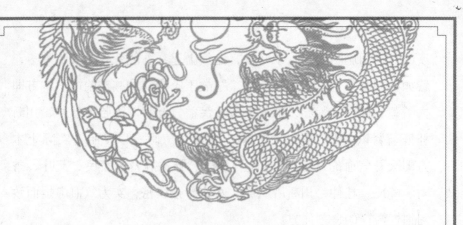

妊娠羸瘦

【原文】

妊娠羸①瘦，或挟病，气血枯竭，既不能养，胎必不能安者，可下之。以用加减牛膝汤。

加减牛膝汤：

桂心　瓜蒌　牛膝　瞿麦　川芎　归梢　枳壳　甘草　童便　麦芽

右剉作剂，水煎，空心服。

【词解】

①羸：羸，音雷，瘦弱。

【按语】

胎得血养，如鱼处渊。若妊妇身体羸瘦，或又患他病，以致气血枯竭，无以滋养，其胎必终不能成，反损母体。医者在保胎不能保的情况下，应当机立断，去胎保母，故作者用加减牛膝汤下胎以免祸。本方由桂心散①加味而成，方中多系损气破血、滑利堕胎之品，妊妇虽弱，服之无妨，胎去则气血易复。此有釜底抽薪之义。

【附方】

①桂心散：出自《妇人良方》，其组成为：桂心、瓜蒌、牛膝、瞿麦、当归。

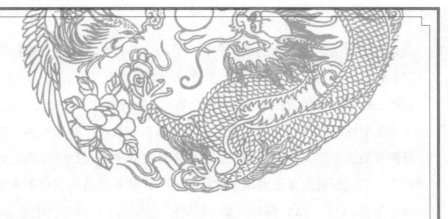

胎动欲产

【原文】

　　妊娠日月未足而痛如欲产者，因劳役怒气，调养不节，或房室所伤，或负重闪肭①，或因宿有冷气，故有此症。可用加减安胎饮。

加减安胎饮：

知母　杜仲　木香　续断　香附　陈皮　乌药　紫苏　白芍川芎　当归　白术　酒芩

见血加地榆、牡蛎、艾叶。

【词解】

　　①闪肭：肭，音纳，即闪挫之意，力不胜重，多见腰部扭伤等病。

【按语】

　　本条与前条加减安胎饮均为治疗先兆流产之方，但前方长于气血亏虚、胎失滋养所致的欲产者；而本方为其他因素所致之腹痛欲产。故本方多用理气之药，使气顺血和而胎安。况又有杜仲、续断、黄芩、白术安胎之品，自能奏安胎之效。且本方包含当归散之全方。《金匮要略》提出："妇人妊娠，宜常服当归散。"妇人妊娠，脾肝两经最关紧要，因肝主藏血，血以养胎；脾主运化而输精微。如妊娠之后，因耗血多而血虚，血虚易生热；脾不健运则饮食不为精微而湿留。这样，血虚湿热留聚，最易影响胎儿，用当归散①很合适。其中当归、芍药补肝养血，合川芎能舒气血之滞，白术健脾除湿，黄芩坚阴清热，合而用之，可以养血健脾，清化湿热，以奏安胎之功。

【附方】

①当归散：《金匮要略》方，其组成为：当归、黄芩、芍药、川芎、白术。

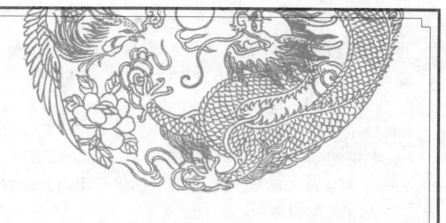

妊娠咳嗽

【原文】

妊娠咳嗽，因感风寒，伤于肺而成，谓之子嗽。可服加减紫菀汤止咳安胎。

加减紫菀汤：

贝母　前胡　紫菀　白术　白皮　甘草　黄芩　紫苏　陈皮知母　杏仁　五味子　赤茯苓　当归　麻黄

喘加兜铃、腹皮、款冬花。

【按语】

妊娠咳嗽，原因很多，本条是指风寒袭肺而引起的咳嗽。虽系外感风寒，但不同于常人患咳，若久咳不已，可致胎动不安，甚或堕胎。故作者用加减紫菀汤以止咳安胎。本方是由陈自明紫菀汤[①]和王海藏紫菀汤[②]加减组合而成的。方内麻黄、杏仁、甘草为三拗汤，可解表宣肺。更佐紫苏发表散寒，行气宽中；前胡宣散风邪，降气下痰。有此数味，可以攘外。孕后津血多聚于下以养胎，不能上承，易致肺燥而生热，故以当归、知母、五味子养血滋阴润燥，配合贝母、桑白皮以清肺化痰。又用白术、陈皮、甘草补脾益气，理气化痰，况黄芩、白术又为安胎之佳品，有此数味，可以安内。紫菀止咳化痰，其性柔润，为止咳之要药，与辛温配伍，能温润止咳，与滋阴配伍，能滋润止咳。赤茯苓利水行湿，为内蕴之邪开一出路。综观本方，能疏风、散寒、清热、止咳，故适宜于妊娠内有蕴热、复感风寒之咳嗽。

【附方】

①陈自明紫菀汤：紫菀、天冬、桔梗、炙甘草、杏仁、桑白皮、淡竹茹、蜂蜜。

②王海藏紫菀汤：紫菀、阿胶、知母、贝母、桔梗、人参、茯苓、甘草、五味子。

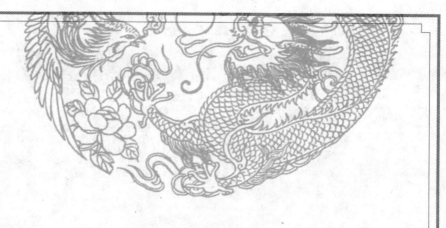

妊娠伤寒

【原文】

妊娠伤寒，头痛，壮热，腰痛，体重。甚则堕胎。可服加减柴胡汤。

加减柴胡汤：

柴胡 黄芩 川芎 当归 干葛 紫苏 陈皮 葱白

【按语】

妊娠期间体虚感寒，寒束肌表，卫阳被遏，则壮热。寒伤肌表，经气不舒，则头、腰疼痛而体重。若病症较重，或病久不解，多致伤胎，不可轻忽。故王氏以加减柴胡汤发散风寒、和解表里、养血安胎为治，方中紫苏、葱白、川芎，辛温发散风寒，又得紫苏、干葛之透表解肌，使在表之邪，一鼓而出。且紫苏伍陈皮，可理气宽中以安胎；当归配川芎，可补血活血以养胎。本方于解表中寓安胎之法，深得妊娠外感之治。

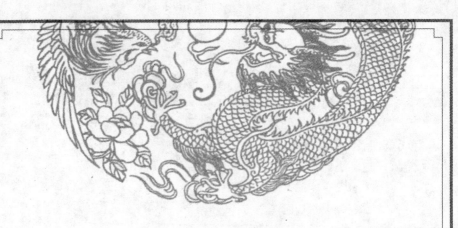

妊娠时疫

【原文】

妊娠时疫^①，日久伤胎，可急服加减秦艽汤。

加减秦艽汤：

秦艽　前胡　黄芩　枳壳　桔梗　山栀　柴胡　葛根　陈皮
紫苏　葱白

【词解】

①时疫：病名，常指具有季节性和流行性特点的瘟疫病症。

【按语】

妊娠期间，如因防护失慎或感受时疫之邪，则应及时给以治
疗，避免病势迁延，伤及胎气。若失于治疗，致胎气损伤当急用加
减秦艽汤治之。方中秦艽、柴胡、前胡可祛表邪，且秦艽又有养胎
之功。山栀、黄芩可清热泻火除烦以清时邪之热毒，又可安胎。桔

梗、枳壳一升一降，可调因疫邪来势卒暴而致的气机闭塞。如此，则外邪得解里气得通，时疫去而胎安。但毕竟时疫为病，每多兼杂，病变迅猛，且在妊娠之时，当多方审慎，给予及时而准确的治疗，方可保孕妇平安。

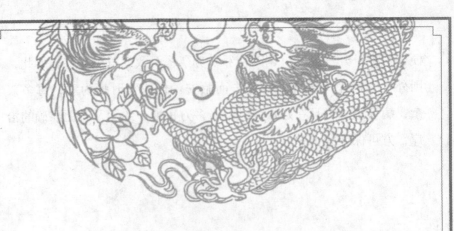

妊娠热病

【原文】

妊娠热病，必致损抬①（胎），可服加减栀子五物汤安胎清热。

加减栀子五物汤：

葛根　柴胡　香薷　石膏　栀子　前胡　黄芩　陈皮　知母　麦冬　甘草　葱白

妊娠热病，六七日后，脏腑极热，蒸熏其胎，致胎死腹中。既死，则胎冷②不能自出，但服黑神散，暖其胎，须臾③即出。何以知其胎死？看产母舌青黑及胎冷者是也。用加减黑神散。

加减黑神散：

生地　赤芍　桂心　归梢　蒲黄　鹿角屑　红花　白芷　朴硝　黑豆　香附　益母草

又方：用巴豆三粒、蓖麻子、麝香贴脐中。

【词解】

①抬：当为胎之误。

②胎冷：胎死母腹，无生命活动。

③须臾：片刻、一会儿的意思。

【按语】

妊娠期间，血聚以养胎，最怕热邪，若受阳热之邪而发热病，必然会因热盛阴血而致胎失所养，甚则胎死腹中。故用加减栀子五物汤治之，以清热安胎。方中柴胡、葛根、香薷、前胡、葱白合用为辛凉复辛温之法，以清在里之热邪，并可生津除烦。陈皮理气健脾，更助清热安胎之效。

若因治不及时或热势太重，会因热而死于母腹，其标志为胎体已停止生长，生命终止，产母舌青紫，胎冷，瘀血阴滞，宜急去之，久留则害，故用加减黑神散以行血下胎。方中妙用桂心、白芷温通血脉以助下胎之力，故云"暖其胎，须臾即出"，不要畏其热而不用。当然临证运用中，不可用纯热之剂。

巴豆、麝香、蓖麻子，堕胎之力较强，外用贴脐，药力内透，其胎则下。

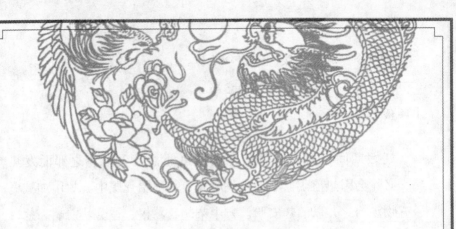

妊娠疟疾

【原文】

妊娠疟疾，热极则损胎，可服驱邪散。

驱邪散：

人参 香薷 青皮 黄芩 柴胡 前胡 川芎 白术 砂仁 藿香 乌梅 红枣

如心胸烦闷加炒黄连、升麻。

【按语】

妊娠期间，病发疟疾，发热甚，伤及阴血，会损伤胎儿，治当祛邪、安胎并重，尤以祛邪为要。驱邪散就是依据这个原则立方。方中人参、红枣、白术、黄芩扶正安胎以宁其内；香薷、柴胡、前胡、藿香解表散邪以治其外。况人参、柴胡、黄芩、红枣为小柴胡汤的主要成分，能和解少阳而止疟，佐青皮、乌梅以增强治疟之力。心烦胸闷，为邪热郁闭不安之状，故加黄连泻火，升麻透泄，使郁闭得开，邪热得散而疟疾得解。

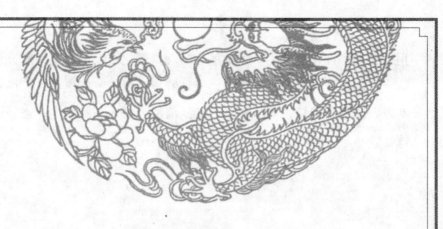

妊娠霍乱

【原文】

妊娠霍乱，乃阴阳清浊相干，甚则伤胎，可服加味白术散。

加味白术散：

白术　苍术　人参　茯苓　猪苓　香薷　竹茹　乌药　陈皮
厚朴　砂仁　藿香　干葛　木瓜　泽泻　甘草

【按语】

妊娠养胎，应多方审慎。或因饮食生冷不洁，或外感暑湿、寒湿之邪，或犯疫疠之气，致阴阳相干，清浊不分而发霍乱。因其大吐大泻，损耗津液，进而劫正伤胎，故以加味白术散治之。方中白术、人参补脾益气，以固脾胃之本；陈皮、厚朴、苍术、砂仁燥湿运脾、行气和胃，以复脾胃之用。清浊相干，则水湿、气机已乱胃肠，故用茯苓、泽泻以降浊，葛根以升清，清升则浊降，则霍乱易平。又佐香薷、藿香，和中利湿。况藿香可与陈皮、竹茹伍用，又能增加止呕之力。木瓜能和解脾胃而化湿，于土中泻木，可防土虚木贼。乌药能下通肾经，上理脾胃，可纠气机之紊乱。综观本方，能健脾利湿，理气和中，分别清浊，妊娠霍乱用之，当获速效。

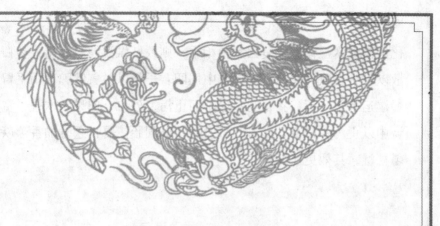

妊娠泄泻

【原文】

　　妊娠泄泻，冷热不同。乃饮食不节，暑湿相乘，可服人参白术散。
　　人参白术散：
　　四君① 平胃② 泽泻 猪苓 归身 砂仁 肉果 木香 香薷（夏日可用）

【词解】

　　①四君：即四君子汤（《太平惠民和剂局方》），其组成为：党参、白术、茯苓、甘草。
　　②平胃：即平胃散（《太平惠民和剂局方》），其组成为：苍术、厚朴、陈皮、甘草。

【按语】

　　妊娠期间，若因饮食生冷不洁，或饮食不节，损伤脾胃，运

— 51 —

化失常致水湿停聚，复因暑湿相乘，则致妊娠泄泻。故用人参白术散以健脾益气，祛湿止泻。方中用四君子汤以益气健脾，用平胃散燥湿运脾，泽泻、猪苓利水除湿而止泻，砂仁、肉果、木香，宽胸调中以止泻；归身、人参，气血双补以固胎。夏日之时加香薷以清暑祛湿，其效更佳。

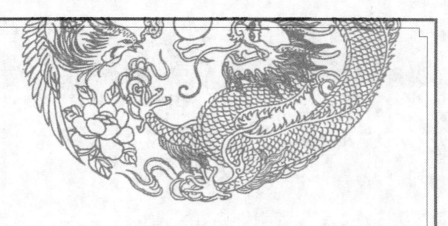

妊娠痢疾

【原文】

妊娠下痢赤白，可服加减阿胶散。

加减阿胶散：

当归　川芎　白芍　阿胶　黄芩　黄连　香薷　陈皮　枳壳　甘草　泽泻　白茯苓

如血痢加地榆；白痢加艾叶、木香；痢久虚人加参、术、黄芪。

【按语】

痢下赤白，为湿热郁蒸肠道，气血与毒邪相搏而成。治疗应以清热利湿，调气行血为则。然妊娠患痢，又须兼顾其胎。加减阿胶散乃一方而三法俱备之剂。方用黄芩、黄连以清热；泽泻、茯苓以渗湿，为治痢之主药。陈皮、枳壳调气；川芎、当归行血，以解里急后重之苦。况当归、白芍、阿胶、甘草，养血缓急，又具安胎之功。用香薷者，或解表祛暑以祛表邪，或温中和脾，以发越阳气。根据症状和患者体质，又进行加味，则更为周到。如血痢加地榆，白痢加艾叶、木香，痢久虚加人参、白术、黄芪，实属辨证用药之典范。

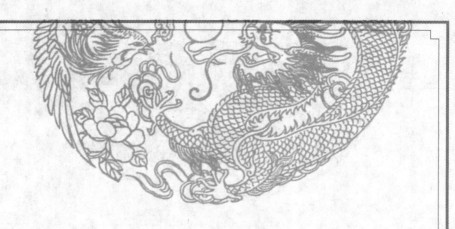

瘦 胎

【原文】

妊娠十月，形体成就，八月合进瘦胎易产之药。今医多用枳壳散①，若胞气肥实可服之。况枳壳、大腹皮瘦胎②，胎气本怯，岂宜又瘦之。若进无忧散，达生散，安胎益气，令子紧小无病。

保生无忧散：滑胎。

当归 川芎 白芍 人参 白术 甘草 陈皮 神曲 麦芽 紫苏 诃子 枳壳

达生散：孕之八九个月，服数贴甚好，易产，腹少痛。

当归 白芍 白术各一钱 人参 陈皮 紫苏各五分 甘草炙，二分 大腹皮一钱，洗

右剉作一剂，葱五根，煎服。

如胎肥气喘，加枳壳八分，黄杨脑③七个，二味瘦胎要药。

夏加黄芩；春加川芎；冬加砂仁；气虚加参、术；气实倍香附、陈皮；血虚倍当归，加熟地；性急多怒加柴胡；有热加黄芩；食易饥多，加黄杨脑；有痰加黄芩、半夏；腹痛加木香。

【词解】

①枳壳散：其组成本文未明确标明，只提到枳壳、大腹皮。本书《束胎》篇，有一枳壳散，"商州枳壳（五两，麸炒赤），粉草（一两，半炙），香附（一两，童便炒）。治八九月后，胎气壅隘"。但方中无大腹皮。另据《素问·病机气宜保命集》为枳壳、黄芩、白术；《普济本事方》为枳壳、甘草；《丹溪心法》为枳壳、桔梗；《广嗣纪要》为商州枳壳（炒）五两、炙粉草一两、香附（炒黑）一两，《广嗣纪要》药虽同，但炮制不同，量也不一致。但均无大腹皮。当参照《束胎》篇的枳壳散，大腹皮可能是作者在本病中又增之药。

②瘦胎：瘦作动词用。瘦胎意即使肥胎变瘦。

③黄杨脑：黄杨树叶梢。

【按语】

古时医家对妊娠八九个月，胎肥壅隘之人，为了促其顺利生产，乃立瘦胎一法。每用枳壳散以宽中下气瘦胎，使产出顺利。若胎不肥实而怯弱，则不宜用此法，当以益气安胎之保生无忧散或达生散为治。

保生无忧散，用当归、川芎、白芍，以养血活血；用人参、白术、甘草，以健脾益气。更用麦芽、神曲、诃子、枳壳、苏叶、陈皮，以助健运中气之功。在妊娠八九个月，血少而胎弱者，常服此方，自能胎安易娩出。达生散亦是此义。

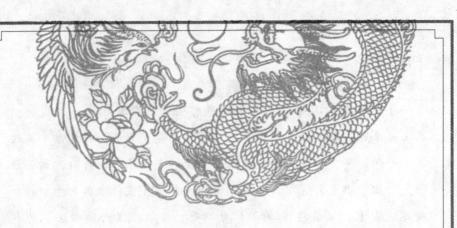

妊娠鬼胎

【原文】

妊娠鬼胎，壮如怀妊，腹内如包一瓮①，如下血或肠水物②，可服斩鬼丹。

斩鬼丹：

吴茱萸　川乌　秦艽　柴胡　白僵蚕

右为末，炼蜜为丸，如梧桐子大，酒送下，打出恶物即愈。

【词解】

①如包一瓮：瓮，是古人用来盛酒的一种器皿。如包一瓮，在此是形容腹大的意思。

②下血或肠水物：此为诊断鬼胎的依据。真正怀孕时月经不来。但自觉怀孕，阴道仍不时下血或流出肠水样物，是假怀孕，即本篇所谓"鬼胎"。

【按语】

妊娠鬼胎，一种少见的妇科病。其临床特点是腹部逐渐胀大，月经也会停止，但不时还会有"下血或肠水物"。此病《妇人良方》《医学正传》《景岳全书》皆有记载，皆认为此病得之于妇人身体怯弱，又有邪思蓄注。每因思想无穷，所愿不遂，为白淫白浊，流于子宫结为鬼胎。实乃本妇自己的血液淫精，聚结成块，而胸腹胀满，好似怀孕。滑伯仁《医验》记载一女在赶庙会时，见一黄衣神，自觉心动，是夕梦与之交，腹渐大而若怀孕。后用破血堕胎之药治之而愈。

关于斩鬼丹的运用，吴茱萸、川乌、僵蚕是取其温中散寒，化坚破癥；用秦艽活血行气，可使恶物排出，更加柴胡一味，能疏理肝气，调畅情志，使气血和调，经脉通畅，而腹胀自消。

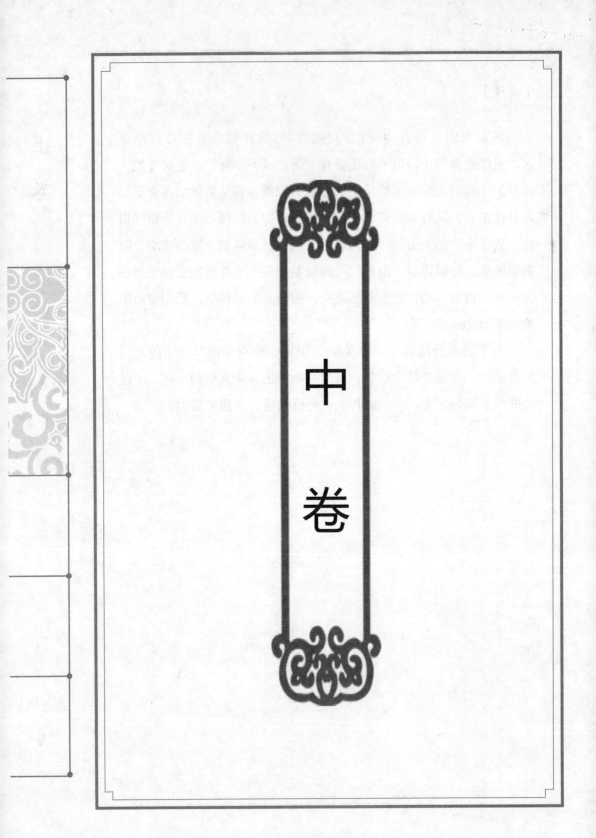

中卷

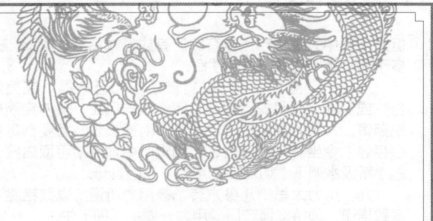

临产须知

【原文】

一、临月不可洗头，以免横生逆产。

二、诸般不得喧闹，房中常要紧闭。

三、闲杂妇人、丧妇、秽浊等人，预以杜绝，勿令触犯胎气，致产不利。

四、宜择年高历练稳婆及纯谨亲密之人在旁扶持，乃谓产妇有主持之心，无有畏忌。

五、预备催生符药①，譬之停水灭火，积时无用，偶尔不虞，可救一时之急。凡胎前产后，数般危证，有妊之家，须当预备，幸而无事，不用何妨。

六、月数满，忌才觉腹痛，惊动太早，以为欲产。及其不产，听信师巫诞妄之人，称说鬼神，多方恐怖，恐则气怯，气怯则上焦闭，下焦胀，气乃不行，产必不利，犯此者宜紫苏饮（方见后）。

七、临月腹痛，或作或止，一日二日三日，胎水已来而痛不甚者，名曰弄疼②，非当产也。又有一月前，忽然腹痛欲产，却有无事者，名曰试月③，非当产也。不问胎水来不妨，只当宽心候时。若是产时腰腹痛极不已，谷道④

挺进，眼中火生便产。岂有欲产有或疼或不疼之候耶。人多于此，胡见乱做，枉了性命。

八、初觉腹疼，且令扶行熟忍，如行不得，或凭物坐，或安卧，或服安胎药一二服，得安且止，慎勿妄服催生药饵。一切张皇致令产母尤恐，而挫其志，务要产母宽心存养，令坐婆先说解谕之。如觉心中烦闷，可取白蜜一匙，新汲水调下，切勿妄乱用力，先困其母。

九、用力太早，儿身方转，被用力所逼，以致错路，多致横逆，须待临逼产门，用力一逼，儿即下生。

十、产时未急，不可强服催生药，直待衣浆既破，腰重痛极，眼中火生，此时胎已离经，儿逼产门，却进催生药，服药后更宜勉强扶行，痛阵转甚，却进催生符。

十一、产母如觉饥饿，可进软粥，勿令饥饿，以致产时乏力。若欲饮水，宜与米饮，或炒米汤。

十二、产母忍痛，不肯舒伸行动，曲腰眠睡，胎元转动，寻到生门，被遮闭，又转又寻，以致再三，胎已无力，决主难产。

十三、产儿如登厕，自有其时。不可听信轻躁坐婆⑤，不候时至，便言试水，并胞浆先破，风入产门，以致肿胀，干涩难产。上十三论活妇之要道，为人不可不知。

【词解】

①催生符药：即催生符和催生药。催生药，此篇未言何方，只在"临产须知六"下，提到紫苏饮，据《交骨不开》篇，紫苏饮有：紫苏茎叶一两，大腹皮、人参、川芎、陈皮、白芍各半两，当归七钱半，甘草二钱半。治临产惊恐气结，连日不下。催生符，谓用朱砂，写成符字，根据不同病情，写不同的符字。"灵符宜以水飞朱砂书之，贴于房内北壁上，至坐蓐之时，将符以针劙就盏内化之，温水调服。"（《妇人良方》）。从内容上

看，催生符似有迷信色彩，但从另外一面看，对难产之妇，也是一剂安慰。

②弄疼：或称"试胎""弄胎"。指临产数月，孕妇常出现间断子宫收缩，但此收缩无一定规律，且不能使子宫口开大，现代医学称为"假阵缩"。

③试月：临产期前一个月左右忽然腹疼，称为"试月"。

④谷道：即直肠到肛门的一部分。"谷道挺迸"，此指下身用力助产。

⑤轻躁坐婆：指无经验的接生婆。

【按语】

"临产须知"，亦即包括临产将护法，也就是调护、护理。此节大体有四个方面：一，环境：提出了"避免秽浊，闭房忌闹"等；二，动作：提出了"注意引睡，注意动作，宽心安卧，静心待时"等；三，备物：提出了"饥饿进粥，备药无患，服药适时"等；四，精神：提出了"不信师巫，减少恐惧，用力适时，谨防滞产"诸条。总的来说，这里仍然体现了临产"八字诀"，即"睡、忍痛、惜力、慢临盆"。

中医对临产的认识，积累了丰富的经验。妇女生育，本来是生理上一种很自然的现象。健康孕妇足月生产，犹如瓜熟蒂落，自然顺利分娩，即前人所谓"血和气顺则生产顺利，母子平安"。但临产如果忽略适当调理，影响气血和顺，很容易发生难产，严重者可危及母子生命。因此，王氏在这里提出了包罗各个方面的十三项"临产须知"。

妇女临产，容易与"试胎"相混，因此，必须注意鉴别。孕后月数已足，胎位已向下移，时见腰腹胀痛，小腹重坠，而且越来越紧，肛门坠胀，产户窘迫，有大小便俱急感，是临产的征象。但妊娠在八九个月时，如出现腹中胀痛，时作时止，并无腰胀及小腹重坠等现象，称"试胎"或"弄疼"。这种不规律的子宫收缩，若不与正产严格区分，必如王氏所说"胡见乱做，枉了性命"。可见前人是非常重视临产诊断的。

　　古人对临产将护很注意，提出许多符合科学精神的方法。如根据季节不同，室内要保持寒暖适度、注意饮食等。王氏还强调了各方面的精神因素，实践证明产妇的精神状态，常可影响产程的进展。若无顾虑，信心足，往往气和志达，生产顺利。反之，心慌意乱，气怯神疲，往往引起难产。因此，前人提出了产室不要人多和高声喧哗，特别不要听信师巫造成恐惧，务使产妇心平镇定，养神调气，安静仰卧，等待自然分娩。这就是"八字诀"的精神实质。

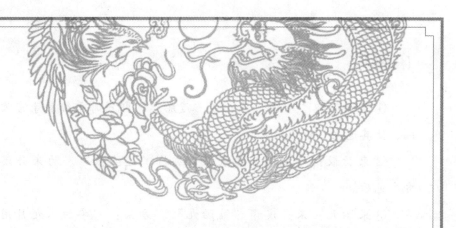

束　胎①

【原文】

束胎散②：胎前宜多服，安胎易产。

白术　白芍　全当归各一钱　人参　陈皮　紫苏各七分　大腹皮三分　甘草炙，三分

右剉作一服，水一钟，姜三片，煎服。八九个月内服十数服，甚得力。夏月加条芩一钱，瘦人加川芎一钱。

束胎丸③：八个月宜。

条黄芩酒炒，夏用一两，春秋七钱半，冬用五钱　陈皮一两　白术一两　白茯苓七钱半

右为末，粥为丸，梧子大，每服六七十丸，食前服。

枳壳散④：八九月后，胎气壅隘，常服枳壳散，滑胎、益血、安和子脏、易产。

商州枳壳五两，麸炒赤　粉草一两半，炙　香附一两，童便炒

右为末，每服两钱，空心白汤点服，食前、临卧日三服，令儿易产。初生胎气微黑，百日后变白，此为古方之冠，若妊妇稍弱者，加当归身一两。

【词解】

①束胎：即"缩胎"，一名"瘦胎"。即产时需帮助子宫收缩，使其速生，不使滞产。

②束胎散：一名"缩胎散"，亦即"达生散"。为朱丹溪方。见后。

③束胎丸：朱丹溪谓"缩胎丸"。方云："孕妇八九月用之，缩胎易产。"方中用赤茯苓，无白茯苓。

④枳壳散：即"枳壳瘦胎散"，一名"瘦胎枳甘散""滑胎枳壳散""枳壳六一散"。

【按语】

束胎与前篇的瘦胎相似，针对怀孕八九个月后，胎气壅隘，为了防止难产，提出"瘦胎""束胎"之法。本方记述了束胎散、束胎丸、枳壳散等方，都是预防难产的常用方剂，其方药组成均在调气基础上佐以和血。所谓"束胎"，实际上还是帮助孕妇"血气和顺"，确保顺产，并非只"束"或"瘦"胎儿。前人也有称"撑法"者，与当今的扩大子宫近似。所以，阎纯玺《胎产心法》一书中说："夫产育一门，全仗气血用事，滋其荣、益其气，使母子精神接续，运行得力；温其经，开其瘀，使道路通畅，子易转舒。"

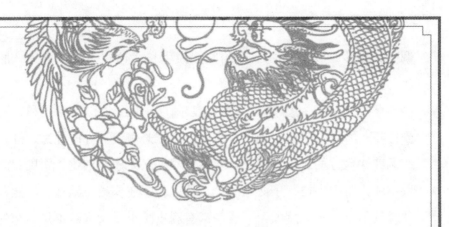

忌　宜

【原文】

勿乱服汤药，勿过饮酒，临产尤忌。勿妄乱针灸，勿向非常地，勿举重、登高涉险，心有大惊，子必癫疾。勿多卧睡，须时时行步。体虚肾气不足，子必解颅^①，宜予温补。脾胃不和，荣卫虚怯，子必羸瘦^②，宜予调理。产室贵乎无风，又不可太暖，太暖则汗出腠理开张，易致中风。

【词解】

①解颅：头颅骨缝分裂，前囟扩大，不能闭合之症。俗称"囟门不合"。

②羸瘦：羸，音雷，弱也。羸瘦，即瘦弱之意。

【按语】

这里主要指出了妊娠期的摄养问题。胎孕之后，只要注意摄生调养，减少疾病，才能保证胎儿健康生长，这在古人称之为"胎教"。

孕期首先精神要舒畅，喜怒哀乐，不可过分，保持平和，勿受惊吓，所以，王氏谈到"心有大惊，子必癫疾"亦即此义；并且在调养饮食方面，淡滋味，既要有营养，又无碍于消化，否则"脾胃不和，荣卫虚怯，子必羸瘦"；体虚者，还要给予温补，不然，"肾气不足，子必解颅"。这些都有利于防止子女禀赋不足而患先天性疾患。另外，轻微劳动，注意起居，束带宜松，睡眠充足，避免房事等，都有利于妊娠期健康养胎。勿乱服药，勿过饮酒，勿妄针灸，勿举重、登高涉险等，都是保护胎儿的良好措施。产室的温度要适宜，既不可以太暖，又不可以太寒，"太暖时则汗出腠理开张，易致中风，太寒时则损伤卫阳，卫阳不固，容易感冒"。

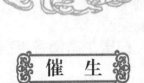

催 生

催生滑胎等药，势不得已则服之，大法滑以流通涩滞，苦以驱逐闭塞，气滞者行气，胞浆先破者固血。

丹溪云：催生只用佛手散，最稳当又效捷。

佛手散：治难产及妊娠子死或未死，胎动不安，连进数服。若胎已死，服之便下，若未死，其胎即安，此经累效，万不失一。凡产前、产后、腹痛、头痛、体热、晕眩，及才产未进别物，即先服此药，逐败血，生新血，能除诸疾。

川芎 当归各一两

右㕮咀，水煎服。一方为粗末，每服四钱，水七分，酒三分，同煎至七分热服。未产前先安排此药煎熟，产毕即服之。三日内二服，三日外一服。凡胎气不安及产后诸疾，俱加酒煎。

一产后血冲心，及腹胀气绝者神验。

一难生倒横，子死腹中，先用黑大豆一合炒熟，水一盏，入童子便一盏，前药四钱同煎至一盏，分为二服，未效再作。

一产后腹疼不可忍，加桂心二钱，入童子便合煎，服之立效。

　　一凡伤胎去血，产后去血，崩中去血，拔牙去血，金疮①出血，一切去血过多不止，眩晕闷绝，举头欲倒，悉能治之。

　　催生如圣散：黄蜀葵子三钱

　　研烂，以酒滤去渣温服，神妙，或漏血胎干难产痛极者，并进三服，良久腹中气宽，胎滑即产。须候欲产时方可服。

　　歌曰：黄葵子炒七十粒，细研酒调济君急，若遇临危产难时，免得全家俱哭泣。

　　又方：以香油、白蜜、童便各半盏和匀，调益母草末三钱。

　　催生丹：治生理不顺，产育艰难，或横或逆，大有神效。

　　十二月兔脑髓去皮膜研如泥　母丁香取末，一钱　乳香另研，一钱，通明者　麝香另研，五分

　　右三味研匀，以兔脑和丸，鸡头实②大，阴干，油纸裹，每服一丸，温汤下即产，儿握药出。

　　柞木饮子：治产难，或横或倒，及死胎烂胀腹中，此方屡用神效。

　　大柞木嫩枝头如指头大者，长一尺，剉碎洗净生用　甘草大者，五寸，剉碎

　　右用新汲水三碗，同入新磁瓶内，以纸三重封紧，文武火煎至一碗半令香，候产妇腰重痛欲坐草时，温饮一小盏，腰未重痛勿服，服后便觉心下开豁，如渴再饮一小盏，觉下重即生，更无诸苦，横生倒逆，不过三服即止，子死腹中，不过三服即下，最为神验。有一妇，横产手出肿胀，俱欲截其手，以此药浓煎一碗与服，小顷苏醒，进少粥，再与一碗，因睡少时，忽云：我骨节俱折开了，快扶我起。血水俱下，拔出死胎，全不费力，可谓更生。以此救人，百发百中，真神剂也，且仓卒易辨，毋忽！毋忽！

　　乳珠丹：治难产及胞衣不下。

　　用透明乳香，研细，以猪心血为丸，梧子大，朱砂为衣，晒干，每服一粒，催生，冷酒化下，良久未下，再服。

　　一方用莲叶心蒂七个，水二盏，煎至一盏，温化下，其验如神。合药须五月五日午时，或七月七日，三月三日

亦可。

又方：通明乳香_{如皂角子大，为末}，腰痛时用新汲水一小盏，入醋少许同煎，令产母两手捉两石燕，坐婆调药，饮水须臾，坐草③便生，无痛楚，神良。

胜金散：治难产。逐败血即自生；若横逆即转正；子死腹中，则胎软膁宽即产。

王不留行　酸浆草_{死胎倍用}　茺蔚子　白蒺藜_{去刺}　五灵脂_{生用，}各等份

右为散，每服三钱，取长流水一盏半，入白花刘寄奴子一撮，同煎温服。

催生万金膏：治难产并治胎衣不下，兼治死胎。

去壳蓖麻子_{七粒}，研细成膏，涂脚心即产。速洗去，少迟即肠出；却用此膏涂顶上，肠自缩入。

一方：蓖麻子_{百粒}　雄黄_{一钱，研细}
用如上法。

万金不传遇仙丹：蓖麻子_{十四粒，去壳}　朱砂_研　雄黄_{研，各一钱}半　蛇蜕_{一尺，烧存性}

右为末，饭和丸，如弹子大，临产时先用椒汤淋脐下，拭干，安药一丸于脐中，用纸数重覆上，以帛束之，头生出即取去药，一丸可用三次。

又方：三麻四豆脱衣裳，研碎将来入麝香，若有妇人遭产难，贴在脐中两分张。

蓖麻子_{三粒}　巴豆_{四粒，去壳}　麝香_{一分}
右研细贴脐中。

如神散：治一切难产及横逆。

百草霜　香白芷_{为末，不见火}

右等份为末，每三钱，临产用童子小便并好米醋打为膏，沸汤调下，无醋用酒同童便各半盏同煎，才沸即调停温服，不过再服，此药固血、滑胎，免无浆干，生神效。

千里马散：催生累效，灵妙之理，人所难通，用之良效。

临产时，于路上寻破草鞋一只，取耳烧灰，温酒调下三钱，得左足者男，右足者女，覆者死，侧者惊，极是神奇。

油蜜饮：治去血胎干，因而难产，他药无益，以此助血即效。

清油　好蜜_{各半碗} 加当归_{一钱} 川芎_{一钱} 更妙

右同煎数沸，温服，胎滑即生，是理。

济阴丹：专治产难横逆，并安胎顺气及产后诸证。

益母草一名野天麻，即茺蔚子果也。

五月五日采其叶茎，阴干，不见日，不犯铁器，捣细末，炼蜜为丸，如弹子大，每服一丸，临产时以童便、温酒各半盏化下。急用时取生者捣烂，绞汁，入蜜少许，调服。将产时虽无事，用一丸化下，安魂定魄，破血止疼。产后十九证，皆宜服之，一名返魂丹。

加味芎归汤：治产后五七日不下，垂死及交骨^④不开者。

川芎　当归_{各一两} 自死干龟壳_{酥炙} 生男女妇女发_{一握，碗内烧}

_{存性为末}

每三钱，水一盏半，煎服，大约人行五里，不问生死胎，立下。

右催生之药，柞枝、兔脑、如神、佛手等药，常用救人，无不获验。今具多方者，恐仓皇之际，无此用彼，第求其效耳。凡产妇八九月前，腰腹疼痛者，有似欲产，却又不产者，宜与安胎药，用芎、归、参、术，少加紫苏调之，日足自产。

【词解】

①金疮：指金属利器造成的创伤。亦包括因创伤而化脓溃烂的疮，也称"金疮"。

②鸡头实：芡实。

③坐草：临产之意。旧时接生往往令产妇坐草上分娩。

④交骨：指骶尾关节部。在分娩时，这一关节可以被动地有活动余地，使骨盆下口张大，以利分娩。

【按语】

催生是古今产科常用之法，适用于胎位正常，羊水已破，胎儿时间较长不能娩出之难产。王氏所列诸方，即是对此而设。

难产之因，非只一端，或因胎前恣喜安逸不耐劳碌，久坐久卧而致气不运行，血流不畅；或因临产惊恐气怯，心怀忧恐；或因用力太早，护痛辗转，以致精神困乏；或因胞伤血出，血壅产道；或因胞浆破早，浆血干枯等，皆足以导致难产。归纳起来，不外气滞气虚、血滞血虚和交骨不开等原因。其交骨不开，乃由骨盆狭窄所致，不是单纯药物所能及的，当宜配合手术。

关于难产的治疗，当以调气和血为主。阎纯玺《胎产新法》云："夫产育一门，全仗气血用事。"况妇人以血为主，唯气顺则血和，胎安则产顺。所以法当滋其营，益其气，使子母精神接续，运行得力；温其经，开其瘀，使产道通畅，胎易转舒。王氏论治选方，堪称精妙。

佛手散、油蜜饮、济阴丹、加味芎归汤，皆有养新血、破瘀血、固浆液、下胎元之功用，贵在补养阴血。如神散、千里马散功在固崩止血，以杜胞浆干枯。催生丹中参以麝香，为催生之盛剂。至于单方及散剂外敷之法，有的实属经验之谈，有的也未必如此。总之，从诸方面可以看出，王氏虽未在此详审其难产之因由，但治法于方药中已深寓其意。至于"莲叶心蒂合药，须五月五日午时，或七月七日，三月三日"，以及千里马散中"得左足者男，右足者女，覆者死，侧者惊"等，多属迷信唯心之谈，不可轻信。

中 卷

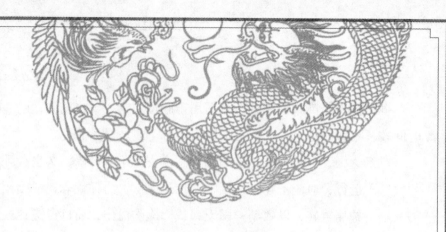

冻 产

【原文】

　　冬月天冷，血得冷则凝，以致儿子不能生下，此害最深。若冬月产者，下部不可脱去棉衣，并不可坐卧寒处，当满房著火，常有暖气，令产母背身向火，使腰脐腿膝间常暖，血得热则流，儿自易产。

　　洗法：有医宿客店，值店妇数日不产，下体已冷，无药可治，甚窘①，遂以椒②、橙③、吴茱萸等药，浓煎汤，可下手，则和脐腹人门等处，皆淋洗之，气温血行遂产。

　　又法：刘复真遇汤府判，女产不利，已敛。刘以红花二升，浓煎汤，扶女于凳上，以绵帛蘸汤遏之，连以汤浇帛上，以器盛水，又暖又淋，久而得苏，遂生男子。盖严冬雪冷凝滞不行，温则产，此神见也。

　　又紫苏叶浓煎熏洗亦可。

　　薛立斋夫人，冬月产难，产子已死，用油纸燃烧脐带，借其气以暖之，俄顷④忽作声。此儿后无伤食作泄之证。凡冬月产子，虽已死，用此法，使暖气入腹，多有得生者。切勿用刀断之。

【词解】

①窘：窘，音炯，困迫之意。即遇困难无法对付，很为难的样子。

②椒：指川椒。

③橙：指莘澄茹。

④俄顷：顷刻，即一会儿。

中

卷

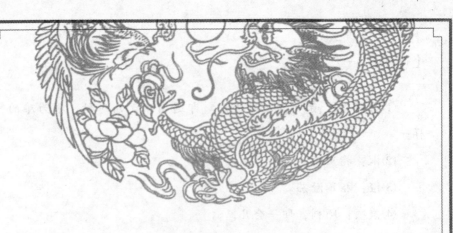

热 产

【原文】

盛夏之月，产妇要温凉得所，不可恣意取凉，伤损胎气。亦不可令人多，热气逼袭产母使产母血沸，而有发热头痛，面赤昏昏如醉，乃至不知人事者。有热气乘虚而入血室，致令人恶露不行，则血攻心，狂言叫呼，奔走捉拿不住，用荷叶汤。

荷叶汤：

荷叶 生地黄 牡丹皮_{各等份}

右浓煎。调下生蒲黄二钱，一服即定，恶露即下。

【按语】

人与自然是密切相关的，外在气候和环境的变化，必然会影响人体。孕妇在严冬和盛夏之时临产，更要注意室内温度的变化，既不能过冷，亦不能过热，过冷则"血凝"，过热则"血沸"，皆不利于分娩。"血得冷则凝，以致儿子不能生下"，过热则"热气乘虚而入血室，致令人恶露不行"，甚则"攻心"，导致精神方面的症状。

冻产治之以温，温则血行而易产；热产治之以凉，凉则血平而易产。冻产以川椒、荜澄茄、吴茱萸等温热药，煎汤外洗，血得热行，容易产下。热产，若分娩后，热入血室，可用荷叶汤治之，方中用生地、荷叶凉血解毒而兼升透，牡丹皮、蒲黄凉血活血而兼行瘀。此方精专，取效最捷，故云："一服即定，恶露即下。"

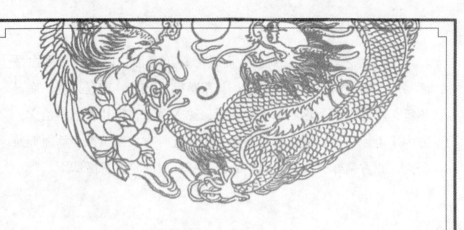

逆 产

【原文】

逆产者，由产母胎气不足，关键不牢，用力太早，致令儿子不能回转，便直下，先露其足。当令产母仰卧，令看生之人，推其足入去，不可令产母用分毫力。

刺法：用小绢针①于小儿脚心刺三五刺，用盐少许涂此处，轻轻送入，即时顺生，母子俱活。

又儿脚下，用盐涂，又可急搔之，并以盐摩母腹上。又以手中指取锅底墨，交画儿足下，即顺生。

灸法：于产妇右脚小趾尖上，去甲一分许，艾炷如麦粒大，三壮，立产。此法治难产良。

【词解】

①小绢针：细小之针。

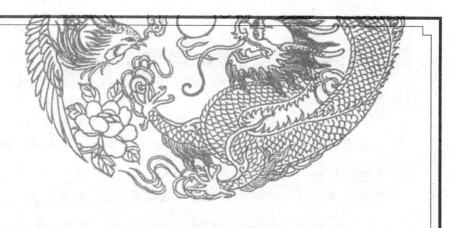

横 产

【原文】

横产者，儿先露手，或先露背，此由产母未当用力而用之过也，须令产母安然仰卧，后令看生之人，先推其手，令入直上，渐渐逼身，以中指摩其肩，推上而正之，或以指攀其耳而正之，须是产母仰卧，然后推儿直上，徐徐正之，俟其身正，煎催生药一服，方可用力，儿即下生。

蛇蜕散：

蛇蜕一条，全者　蚕故纸一张

右二味皆入新瓦瓶中，盐泥固济，烧存性为末，煎榆白皮汤①调下一钱，不过两服即出。

又方：阿胶炒，五钱　滑石一两　黄葵子一合　酥一两

右分作二服，每服，水二盏，煎至一盏，作二三次服。

又方：车前子为末，二钱　酒调服

伏龙肝：治横逆不顺，子死腹中。

即灶中心土，多年红者佳，研为细末，温酒调下一盏，儿头戴药出。

又方：治横逆难产，子死腹中，用黑大豆一大合炒熟，水与童便合煎服，神效。

又方：当归_{为末，二钱}，煎紫苏汤^②调服。

【词解】

①榆白皮汤：榆白皮、赤茯苓、甘遂、瞿麦、犀角屑、栀子、木通、子芩、滑石_{各五钱}、川芒硝_{一两}。

②紫苏汤：紫苏茎叶、桑白皮、赤茯苓_{各一两}、郁李仁_{去皮炒，一两}、羚羊角_镑、槟榔_{各七钱五分}、桂心皮、枳壳_{去皮麸炒}、独活、木香_{各五钱}。

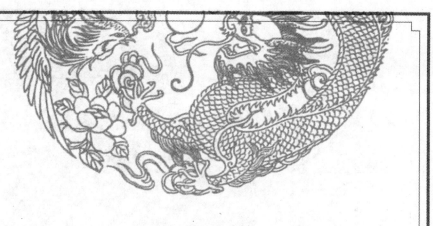

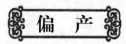

偏产

【原文】

　　偏产者，儿身未正，产母用力一逼，致令儿头偏拄右腿，或偏拄左腿，故头虽露，偏拄一畔，不能生下。盖所露者，左右额角也，非正顶也。治法令产母仰卧，看生人轻轻推儿近上，以手正其头，令头顶端正，用力一逼即下。若是头之后骨偏拄谷道，只露其额，当令看生人以绵衣炙温裹手，急于谷道外旁，轻轻推儿头令正，然后用力一送，儿即下生。

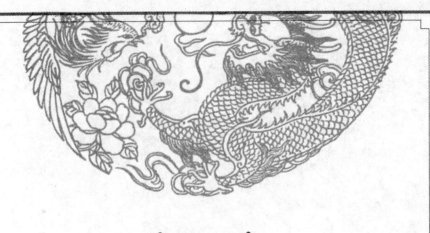

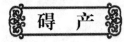

碍 产

【原文】

儿身已顺，已露正顶，不能生下，盖因儿身回转，肚带攀其肩，以此露正顶而不能生。当令产母仰卧，令看生之人，轻推儿近上，徐徐引手，以中指按儿肩下，拨其肚带，仍须候儿身正顺，用力一送，儿即下生。

又法：令稳婆款款①分脐带与产母打喷嚏自生。

又法：以单被盖产母，自头至腰，少时猛揭，得气顿通立产。

右倒产、横产、偏产、碍产四法，若看生之人，非精良妙手，不可轻用此法，恐恣其愚以伤人命也。按倒产者，俗名踏莲花生，世人往往随其倒足生下，子母俱全，并无他患，盖双足齐下，多易得生，不必依推上之法亦可。若一足单下者，不可不用法推入。又碍产者，往往肚带②有缠在儿顶上，而儿头自出在产门外，看生之人，以手拨其肚带而下之者；又有肚带缠在项上一匝③，而儿与胞衣同下者，皆无妨。在看生之人，视其缓急，消息用意斟酌，不可胡乱动手，误人性命。

【词解】

①款款：缓慢之意。

②肚带：脐带。

③一匝：一圈。

【按语】

　　以上逆产、横产、偏产和碍产，所用手法及药方，皆为古人长期积累的宝贵经验，尤其是治难产的各种手法，有些现在仍有实用意义。但所列诸方，虽云"神效"，恐未尽然，须在临床上进一步验证。至于用伏龙肝治横产，"儿头戴药出"之说，乃为不实之谈。

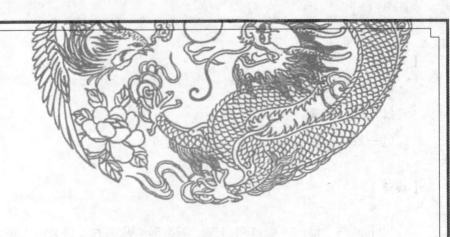

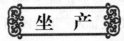

坐　产

【原文】

儿将欲生，其母疲倦，不能行立，欲坐。急于高处牢系手巾一条，令产母以手攀之，轻轻屈足坐身，令儿生下，此名坐产。若坐在物上反抵其生路矣。

【按语】

王氏所述坐产法，运用于临床，有利于胎体下降，缩短产程。但此时应严密观察，以防产急，会阴破裂，或婴儿摔伤。

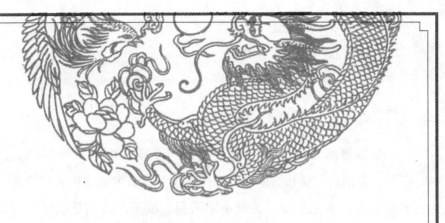

盘 肠 产

【原文】

盘肠产者，临产母肠先出，然后儿生，产后其肠不收。治法以盆着温水盛其肠，令产母仰卧，与说不妨，以安其心。却用好米醋半盏，新汲水①七分调匀，噀②产母面，每噀一缩，三噀收尽，盖此良法也。

一方用半夏为末，搐些小，入鼻中。

一方用蓖麻子二十四粒，去壳研如膏，贴在头顶上即收，急洗去。

丹溪方治产后肠不收，用香油五斤，煎热盛盆中候温，坐油盆中约一食时，以皂角末吹入鼻中，嚏作，立收。

又方以大纸捻蘸香油点灯吹灭，以烟熏产妇鼻中，肠即上矣。

又方盛以洁净漆器，浓煎黄芪汤浸之，即收。

【词解】

①新汲水：新从井中打来的冷水。

②嚏：嚏，音迅，意同喷。

【按语】

分娩过程中所发生的脐带先露与脱垂，中医古时称"盘肠产"，是把脐带误认为肠子。祖国医学认为其发病多由素日气虚，不能敛束，下元不固，关键不牢所致。故王氏以半夏纳鼻，皂末取嚏，油烟熏鼻，蓖麻贴顶等，皆为挈提之法，使气上行而"肠收"。

此症是产科急症之一，脐带先露或脱垂，均可使脐带受压，发生胎儿窘迫或死亡。故临症时不可不慎。

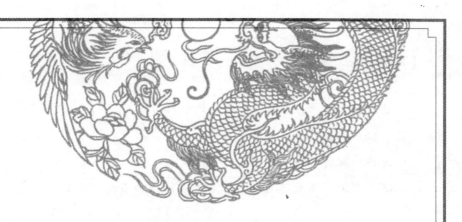

交骨不开

【原文】

薛立斋曰：交骨不开，产门不闭，皆有原气素弱，胎前失于调摄，以致血气不能运达而然也。交骨不开，阴气虚也，用加味芎归汤方见前。产门不闭，气血虚也，用十全大补汤①。地官李孟卿娶三十五岁女为继室，虑其难产，索加味芎归汤四贴备用，至期果产门不开，止服一帖，顿然分娩。凡用此方者，无不获验。（内②龟壳自死者良，若无觅处，即灼过龟板亦可）

开骨膏：五月五日午时制。

乳香研细滴水丸，如芡实大，每服一粒，无灰酒③吞下

云母散：治交骨不开，经日不产。

云母石研细，澄过，干取三钱，以无灰酒调下，到口即产，屡验

紫苏饮：治临产惊恐气结，连日不下。亦治怀胎近上，胀满疼痛，谓之子悬。

紫苏茎叶一两 大腹皮 人参 川芎 陈皮 白芍各半两 当归七钱半 甘草二钱半

右剉制三服，每服，用水一盏半，生姜四片，葱白七寸，煎至八分，空心服。

【词解】

①十全大补汤：源自《太平惠民和剂局方》，其组成为：党参、黄芪、白术、茯苓、炙甘草、当归、白芍、川芎、熟地、肉桂。

②内：此作"纳"字讲。

③无灰酒：不放石灰的酒。古人在酒内加石灰以防酸。

【按语】

本文提到交骨不开，产门不闭，多由素体元气虚弱，胎前失于调摄，以致血气不能运达而然，并提出交骨不开，由阴血亏虚所致，故用芎归汤以养血润胎；产门不闭，由气血双虚，摄敛无力所致，故以十全大补汤以补气养血。至于开骨膏、云母散两方，临床可试用之。但应注意，交骨不开相当于今之骨盆狭窄，若药效不著，应转产科处理。紫苏饮与紫苏和气饮药同，见"子悬"条。

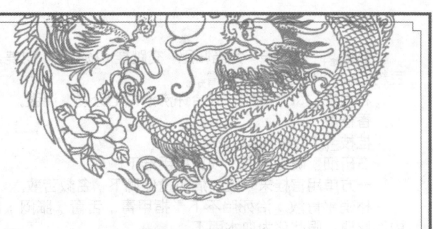

死 胎

【原文】

临产子死腹中者，多因惊动太早①，或触犯禁忌②，致令产难，胞浆已破，无血养胎，枯涸而死。须验产母舌，若青黑，知其已死，当速下之，疑贰③之际，先进佛手散_{方见前}，用酒水合煎二三服探之。若未死，子母俱安；若胎已死，立便逐下。母面赤舌青者，母活子死。母面青舌赤口沫出，子活母死。母唇口皆青，两边沫出，身重寒热，舌下青黑及舌上冷，遇此证者，子母俱死，不可救。

有大贵人产难，胎死腹中，遍身如蓝，舌稍红，以大剂芎归汤加官桂、牛膝、葵子_{各半两}，制三服，每服，水二盏煎一盏，一服胸膈宽，再服觉胸膈间如石坠下，遂思饮食，至半夜并渣凡四服，四更时胎下已臭秽矣。次早产母颜色红白如常，则亦未可以面青身蓝而不用药也。

乌金散：治难产胎死腹中，或因颠仆；或从高坠下；或房室惊搐；或临产惊动太早、触犯禁忌；或产时未到，经血先下，致胎干子死，身冷不能自出，但视产妇面赤舌青，是其候也。又有双胎，一死一活，其候难知，临时观变可也。

熟地_{焙干} 真蒲黄 大当归尾 交趾桂 扬芍药 均姜_{去皮} 豆粉_{各一两} 小黑豆_{四两} 百草霜_{五钱}

右为末，每服三钱，米合许沸汤六七分浸，温服。

香桂散：

桂枝_{二钱} 麝香_{（当门子）一个}

右研细，暖酒调送，须臾如手推下。

一方单用官桂末一钱，痛时童便调下，名救苦散。

朴硝平胃散：治死胎不下，指甲青，舌青，胀闷，口中作屎臭，服此化为血水而下。

苍术 陈皮 厚朴_{各二钱} 甘草_{一钱}

右用酒水各一盏，煎至一盏，投朴硝半两，再煎至一二沸，温服极效。

邓知县治死胎不出，用朴硝半两，研细，以温童便调服，屡验。

榆皮饮子：治子死腹中不出，母气已绝。

瞿麦_{六两} 通草_{三两} 桂心_{三两} 牛膝_{四两} 白榆皮_{四两}

右水九升，煎三升，去渣，分三服。

又方：治子死腹中，或半生不下，血气上荡母心，面无颜色，神气欲绝。

猪脂_{一个} 白蜜_{一升} 淳酒_{二升}

右三味合煎取二升，分温二服，不能服者，随其所欲服之。

蛇蜕散：治死胎不出、胞衣不下、临产危急，甚妙。

蛇蜕_{全者，香油灯上烧研} 麝香_{少许}

右为末，童便酒各半盏调，一服即下。

一字神散：治死胎不下，胞破不生，此方屡效，救人无量。

鬼臼_{黄毛者不以多少，去毛，研为末，细如粉不用箩}

右每服二钱，用无灰酒一盏，同煎至八分，通口服，立效如神。

千金神造汤：治妊有两子，一死一活，服此死者出，生者安。

蟹爪一升　甘草二两　阿胶三两

右用东流水一斗，先煮蟹爪、甘草，得三升去渣，次用阿胶纳之令烊，顿服之，不能尽者分二三服，若妊母困弱，仰口纳药入即活，药用东向灶以苇薪煮之佳。

又方：治妊娠遇热病，胎死腹中，鹿角屑一两，水一盏，葱五茎，豆豉半合，同煎至六分去渣，分二服。

又方：取死胎。

乌鸡一只

右去尾细切，以水三升煮二升去鸡，通手用衣帛蘸摩脐下，胎自出。

一方：用牛屎炒大热，入醋半盏，于青布包于脐上下，熨之立下。

【词解】

①惊动太早：这里指临产时助产的动作太早。

②触犯禁忌：指触犯临产期的注意事项。见前"临产须知"及"忌宜"条。

③贰：贰，音二，疑的意思。

【按语】

临产子死腹中，原因颇多，作者在此提出了六种，即惊动太早；触犯禁忌；颠仆；坠堕；房室惊搐；产时未到，经血先下。胎既已死，当速攻下，作者又提出了十三种下死胎的方药。

佛手散为养血活血之剂，服之能养血润枯，既促死胎下，又使活胎生，故在辨胎是否死亡的"疑贰之际"可服此方"探之"，两得其功。

大剂芎归汤加官桂、牛膝、葵子，为养血活血，通窍滑胎之

中
卷

89

方，妙在连服数次，使药力足而下胎速也。作者在例举病案中明确提出"未可以面青身蓝而不用药也"，实具有科学态度和辩证观点。示人不要机械地拘于"母唇口皆青……子母俱死"之说。

乌金散具有养血活营，温经祛瘀之效。子死腹中，胞藏气寒，胎血凝涩，不能自出，故用干姜、肉桂，是胞藏温暖，凝血流动，寒破而胎下。蒲黄、归尾，行血消瘀，促使死胎早下。熟地、白芍、黑豆，补肝肾以固其本，滋阴血而润其枯，有增水行舟之意。百草霜既可防止经血再下，又可消积而利于下胎。豆粉，《证治准绳》为粉草，当是。

朴硝平胃散，为下胎的另一张好方，适用于死胎长时间不下，蕴积而秽浊满腹之证。本方原为燥湿运脾，行气导滞之方，用本方下死胎，当具有脘腹胀闷，饮食少进，怠倦口淡，大便溏薄，苔白厚腻，脉搏有力等症。朴硝软坚通结，推陈致新，用于本方中，如虎添翼，故云"极效"。

其余诸方，皆为古人经验，可供临床试选。

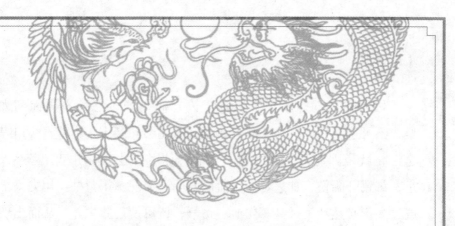

临产气瘘口噤

【原文】

妊有坐草，蓦然气瘘①，目翻口噤，此因喜怒太过，精竭营枯，胎难转动。又坐草时用力过多，腹痛就不能熟忍，目翻口噤，面黑唇青，口中沫出，子母俱损。若两脸微红，子死母活。用此药急救之。

霹雳夺命丹：须至诚修合②，勿令妇人鸡犬见。

蛇蜕一条，瓦罐内烧　千里马路上尚拾左脚旧草鞋，洗净烧取一钱　金银箔各七片　发灰二钱　马鸣退即蚕纸烧灰，一钱　乳香半钱，另研　黑铅三钱，半熔开入水银七分半，共搅研用

右用豮猪③心血为丸，如梧桐子大，用倒流水灌下二丸，如不能下，化开灌之。

【词解】

①蓦然气瘘：突然气力瘘弱。

②至诚修合：意思是说在配药时要心无邪念。此有迷信之意。

③豮猪：豮，音焚，即阉割过的猪。

【按语】

　　妇人临产期，本当节饮食，慎起居，戒恚怒，不可惊动太早，不可过早用力。如不注意，便会影响胎儿产出。本节气痿口噤之证，就是因为喜怒太过和"坐草"时用力过多而引起。喜怒太过，每致肝阴伤，加之妊娠，血以养胎，易使精竭营枯。用力太早或过多，必然耗气过甚。伤血、伤气，皆可使筋脉失养，从而出现目翻口噤之症。

　　胎既已死，法当急下，霹雳夺命丹多用催生下胎之品，佐以重镇安神之味，使胎下而母安。但此方无养血育阴之用。似为不足。

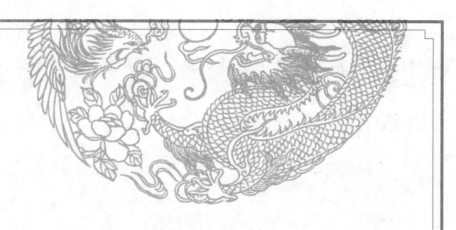

产后调理

【原文】

按经云：妇人非止临产，须忧产后，倍宜将息①，勿以产时无他疾，乃纵心恣意，无所不犯，犯时微若秋毫，感病重于山岳。

产毕未可上床，且两人扶住，却令人从心下轻轻按至脐腹处五七次，恶露皆下。此后虽睡，时时按之，使恶露不滞，三日乃止。

产母分娩，预烧称锤或硬炭石，烧令通赤，置器中，方产即于床前，以醋沃之，可除血晕，七日内时作为妙，无醋烧旧漆器亦可。

夏月宜房外烧砖，以醋沃之，却置房中，不宜于房内烧火煮粥煎药。

产毕即令饮童子小便一盏，不问有病无病，以童便和酒共一杯，火中温过服之，以后进五七服为佳。

产毕不宜便卧，且闭目少坐，背后倚物，须臾方扶上床，仰卧立膝，未可伸足，勿令侧卧。

宜密遮四周，使无隙风，不宜熟卧，频频唤醒，毋过饮酒，毋食太饱。

七日内切不可洗，七日外方可温水就床坐洗，须着衬手。一月之外方可洗面梳头，两月之外方可洗澡，一百二十日内不可劳力过度。

【词解】

①将息：休养、休息之意。

【按语】

分娩时产创出血，元气受损，抗病力弱，如果此时调养不慎，将会引起产后各种疾病，故本文云："须忧产后，倍宜将息。"在产后调理方面，作者概括地提出了七种方法和注意事项，但总不外乎防留瘀和防感邪两个方面。

产后易于瘀血内阻，败血妄行。本文提出产后轻按脐腹和饮童便兑酒，乃为行瘀、消瘀之法。但按脐腹，要慎重使用，以防按之不当，而有大出血之虞。产毕"少坐"，"仰卧立膝"，亦为防止瘀血内阻而设，亦要慎重使用。若产后出血过多，再施行"坐"法，就有发生气血虚脱的危险。

产后体弱，易招外感。"密遮四围，使无隙风"及"七日内切不可洗"等，都是为了预防外感的。至于"一月之外方可洗面梳头，两月之外方可洗澡"等，未免有些过分。

产后血晕，为产后危证之一，若不及时抢救，可导致产妇死亡。铁器烧红淬醋熏鼻和烧漆器熏鼻，皆可促其苏醒，还应根据"血晕"的虚实情况，进行辨证施治，方为安当。参看"血晕"条。

胞衣不下

【原文】

　　书云：妇人百病，莫甚于生产，临产莫重于催生，既产莫重于胞衣①不下，所以不下者，讫血流入衣中，为血所胀，治之稍缓，胀满冲心，疼痛喘息，必致危殆，但逐去衣中之血，胀消自下，切勿听信坐婆，轻用取法，慎之，慎之。花蕊散最妙，可预赎一贴备用。凡胎衣不下，切勿先断脐带，若停待稍久，恐损儿宜，以物系坠，切宜用心，先系牢不可脱，然后如法截断，不尔则胞上掩心而死，既系坠，内服逐血之药，则胞衣自当萎缩而下，纵淹延数日亦无妨，只要产母安心无虑。

　　花蕊石散：治产后败血不尽，恶血奔心，胞衣不下，一切血晕，并皆治之，或至死而心头尚热，急以童便调服三钱，取下恶物，如鸡肝片，终身不患血晕、血风等证。若膈上有血，化为黄水，即时吐出，或从小便而下，甚验。

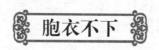

　　硫黄上色_{明净者四两，捣为粗末}　　花蕊石_{半斤，捣为粗末}

　　右二味拌匀，先用纸筋和盐泥固济瓦罐子一个，候泥干，入药于内，再用泥封口，候干，安在四方砖上，书八卦五行字②，用炭一秤，笼叠周匝，自巳午时，从下著火，令渐渐上彻，直至经宿火冷炭消，又放经宿，罐冷取出细研，以绢罗罗细，磁盒内收贮，用童子小便调下一钱，治胞衣不下如神（此药即疗金疮，花蕊石散宜时时蓄以防急，一亲戚妇人，产后胞衣不下，血胀，迷闷不省人事，云死矣，以此药灌下一钱即苏，其胎衣与恶水旋下而愈）。

必效牛膝汤：治胎衣不出，腹胀急痛不可忍，服此药胞即烂下。

牛膝 瞿麦各四两 当归三两 通草六两 滑石八两 葵子五两

右细切，以水九升，煮三升，分三服。

又方：治胎衣不下，或经一二宿者。

皂角刺烧为末 每服一钱，温酒调下。

又方：

黑豆一合③炒熟，入醋一盏，水一盏，煎三五沸，作二三次服。酒煎亦可。

压法：欲产时先脱下所着衣以笼灶上，既易产又易胞衣自下。

又方：取夫单衣盖井上立出。

又方：取产母鞋底，火炙热熨小腹上下二七次。

又方：令产母自衔发尾在口，呕哕即下。

千金备急方：用三指撮灶突④中土，温水服之。

又方：灶内红土一块，研细，用醋调纳脐中，服甘草汤一盏即下。又称锤烧，红酒浸服少许即下。

又方：鹿角镑为细末，二钱，煎葱白汤调下。

凡胞衣未下，须忍痛，正着身体，切不可十分欠伸，若困极以水煮蝼蛄一枚二十沸，灌之，汁下即出。

【词解】

①胞衣：又称胎衣，今称胎盘。

②八卦五行字：八卦，即乾、坎、艮、震、巽、离、坤、兑。五行，即金、木、水、火、土，含有八卦炉炼丹之意。

③合：古代容量单位。相当于今之0.1升。

④灶突：灶窗也。

【按语】

胞衣不下，是胎儿娩出后，胎盘经过较长时间，不能娩出的一种病症，也是产后危害性较大的一种疾病。引起本病的原因，不外乎气虚无力推送胎衣，或产时感寒，血液凝滞所导致。对本病的治疗，选方、用法，作者要求比较严格，始终贯穿着《产育宝庆集》的主导思想。"临产莫重于催生，既产莫重于胞衣不下"。王氏选用《局方》花蕊石散和《千金方》的牛膝汤，大多都是活瘀行水滑胎之品，尤其是必效牛膝汤，药精而量大，其下胎之力，也必迅猛。

关于王氏提出的很多治疗本病的土单验方，可供临床试用，但对于某些带有迷信色彩的，如取丈夫单衣盖井上而胞衣即出等，应予摒弃。

中卷

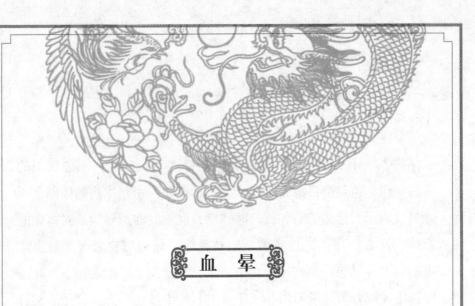

血　晕

【原文】

　　金匮问曰：新产妇人有三病。一病痉，二郁冒，三大便难，何谓也。师曰：新产血虚多汗出喜中风，故令病痉；亡血复汗寒多，故令郁冒；亡津血、胃燥故大便难。按产妇郁冒即为今世所谓血晕[①]也，眼黑花，头旋晕，不能起坐，甚则昏不知人，气闭欲绝是也。然其由有三，宜仔细辨认，方可用药。有下血少而晕者，乃恶露上抢于心，心下满急，神昏口噤，不知人事，宜用破血行血之药，黑神散最妙；有下血多而晕者，但神昏烦乱而已，宜用补血清心之药；有用心使力过多而晕者，宜补气之药，俗医不识乎为暗风，往往致剧。凡欲分娩者，先取醯醋[②]以涂口鼻，仍置醋于旁，使闻其气，或不时细细饮之，此为上法。如觉晕，即以醋噀面；苏，即以醋饮之。一法烧干漆令烟浓，熏产母即醒，睡中频频唤醒，毋令熟睡。

　　黑神散：治产后血晕寒多者用之，产后十八证皆可用，验过。

熟地黄　当归　蒲黄炒　干姜炒黑　桂心　白芍各一两　甘草炙，二钱　黑豆炒去皮，二合右为细末，每服二钱，酒半盏童便同煎，调服。

清魂散：治产后气血极虚，不省人事，甚者口噤气冷，昏闷欲绝。

泽兰叶　人参_{各二钱半}　川芎_{五钱}　荆芥_{一两}　甘草_{二钱}

右为末，用温酒热汤各半盏调一钱，急灌之，下咽眼开神定。

失笑散：治产后元气亏损，恶露乘虚上攻，眼花头晕，或心下满闷，神昏口噤，痰涎壅盛，及一切心腹痛欲死，百药不效，服此即愈。

五灵脂　蒲黄_{各等份}

右为细末，先用酽醋调二钱，熬成稠膏，入水一盏，煎至七分，食前热服，良验。

广济方：治血晕，心闷不识人，妄言鬼神，气急欲绝。

芍药　甘草_{各一两}　丹参_{七钱半}　生地黄汁_{一盏}　生姜汁　白蜜_{各半盏}

右水二碗，煎前三味取一碗，下二汁及蜜和匀，分二服。

独行散：治产后血晕，昏迷不醒。

五灵脂_{二两，半生半炒}

右为细末，每服二钱，温酒调下，口噤者拗开灌之，入喉即愈。一方加荆芥末，童便调服，如血崩不止加当归、童便，酒煎服。

又方：松烟墨_{二钱}，烧通红，窨灭③为末，温酒或醋汤调服半匕。

丹溪方：治产后血晕。

鹿角　烧灰出火毒，研细，用好酒、童便调灌下，一呷即醒，此物行血极效。

郁金散：治产后血上冲心已死，用此灌之即活。

郁金_{烧存性}

右为末，酽醋调服。

夺命散：治血入心经，语言颠倒，健忘失志，及产后百病。

没药　血竭_{各等份}

右为细末，才产下即用童便、细酒各半盏，煎一二沸，调下二钱，良久再服，其恶血自下，更不冲上，免生百疾。

接骨木，破之如算子一握，以水一升，煎取半升，分二服，治产后恶露不行，心烦，手脚发热，气力欲尽，血晕连心，头硬及寒热不禁，服之即瘥。

芎归汤：治产后去血过多而晕。

川芎 当归各一两

右作一服，水二盅煎至一盅，食前服，腹中刺痛加白芍；口干烦渴加乌梅、麦门冬；发寒热加白芍药；水停心下加茯苓、生姜；虚烦不眠加人参、竹叶；若口眼㖞斜等证，皆当大补气血为主，兼以治痰药。有临产用力太早而晕者，用补中益气汤加香附，有痰加茯苓、半夏，发热作渴，自汗盗汗，气血俱虚也，用十全大补汤加炮姜。

治血晕简易方：韭菜细切，盛于有嘴瓶内，以滚醋沃之，急封瓶口，以瓶嘴塞对产母鼻中，盖韭能行血，又以醋气运之，无有不效。

【词解】

①血晕：产妇分娩后，突然发生头晕眼花，不能起坐，甚则出现恶心呕吐、不省人事等神志症状，故又称"产后血晕"。

②酽醋：酽，音验。液体之浓厚者皆曰酽。酽醋即味厚之醋。

③窨灭：窨，音荫，地室也。即密闭使火熄灭。

【按语】

前面已讲，血晕是产后危证之一，若不及时抢救，有导致产妇死亡的危险。该病的发生原因、症状、治疗，本节论述比较详细。概而言之，不越虚实两类，虚者因产后失血过多，营阴下夺，气失所依而孤阳上冒所致；实者是恶露不下，血瘀气乱并走于上，迫乱心神所造成。王氏把因下血多而致的血虚性血晕，选用清魂散或芎归汤治疗，是取其补气养血的作用，这样气血得补，营阴得养，阴阳调和，而头晕自止；把因下血少而致的血瘀性血晕，选用黑神散、失笑散或夺命散，或丹溪方等，温经散寒，行气活血去瘀，这样气行则血行，清阳能升，浊阴能降，而眩晕自愈。至于用力太过而致晕者，宜用补中益气汤为主，以升阳益气。

临床遇见此病时，若是病情严重，在昏迷不醒的情况下，不论病情属虚属实，均应急则治其标，可选用酽醋涂鼻、淬醋熏鼻等方法，以促其苏醒后，再议他药。

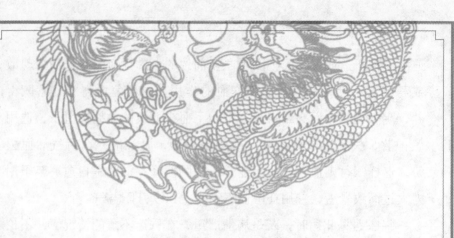

血 不 下[1]

【原文】

　　夫恶露不下，由产后脏腑劳伤，气血虚损，或胞络挟于宿冷，或产当风取凉，风冷乘虚而搏于血，则壅滞不行，积虚在内，故令恶露不下也，宜用失笑散方见前。

　　荷蒂散：治产后三四日恶露不下。

　　芍药一钱　知母八分　生姜一钱　当归尾七分　蒲黄一钱　红花五分　荷叶中心蒂七枚　生地黄汁二合

　　右用水二钟煎服。

　　荷叶汤：治产后恶露不下，腹痛烦闷。

　　干荷叶二两　鬼箭羽　桃仁　刘寄奴　蒲黄各三两

　　右为粗末，每服三钱，以童便一盏，姜三片，生地黄一分捶碎同煎至六分去滓，无时热服。

　　地黄汤：治产后恶露不行，余血奔心，烦闷不知人事。

　　生地黄　川芎　枳壳　芍药

　　右等份为末，酒调服三钱，并以童便饮之，以手搽心下。

　　一方：

　　生藕汁　饮二盏，立效。

本事方：治血不下。

鲜益母草：捣绞汁，每服一小盅，入酒三分，搅匀温服。

广济方：治恶露不下。

川牛膝 大黄_{各一两} 丹皮 当归_{各七钱} 芍药 蒲黄 桂心_{各五钱}

右为末，以生地黄汁调服，日二服，血即下，虚弱不能食者宜酌用。

【词解】

①血不下：指恶露不下而言。胎儿娩出后，胞宫遗留的余血和浊液叫作恶露，生产后应自然排出体外，如停留不下，或下亦很少，称为"恶露不下"，古称"血不下"。

【按语】

在正常情况下，产后恶露，一般在10～14天排完，无恶臭味，若不下，或下亦很少，即为"恶露不下"。

本节将恶露不下原因说得比较清楚，同时又提出很多治疗方药。本病的形成，不外气滞、血瘀两种，而王氏所选诸方，大多偏于活血行瘀，若属气滞恶露不下，当酌加理气疏郁之品。本病属于产后病，因亏血伤津，虚多实少，治疗时当在照顾气血的基础上再行气逐瘀，以免攻邪伤正。但也不要因其虚而畏攻逐，造成贻患。

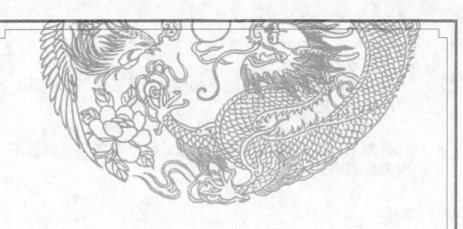

血 不 止①

【原文】

　　血不止者，恶露淋漓不绝也。薛立斋云：若肝气弱，不能主血，用六味地黄丸；有热用加味逍遥散；若脾气虚不能摄血，用六君子汤；脾气下陷不能统血，用补中益气汤；若脾经郁热而血不归源，用加味归脾汤；若肝经怒火而血妄行，用加味四物汤；若气血俱虚，用十全大补汤；若肝经风邪而血沸腾，用一味防风丸，大法补虚为主。

　　芎归加芍药汤：治产后血去不止。

　　川芎　当归　芍药各等份

　　右剉碎，每服四钱，水钟半煎至七分服。

　　加味四物汤：

　　当归　川芎　白芍　熟地　阿胶炒成珠　蒲黄各一钱　苏梗　艾叶　白芷各八分

　　右用水二钟，煎至一钟，入生地黄汁一盏，再煎服。

　　牡蛎散：治产后恶露淋漓不绝，心闷短气，四肢乏弱，五心烦热，不思饮食，面黄体瘦。

　　牡蛎煅　川芎　熟地　白茯苓　龙骨各一两　续断　当归　艾叶酒炒　人参　五味子　地榆各半两　甘草三钱

右为末，每服三钱，水一钟，生姜三片，枣一枚，煎至六分，滤其滓，空心服。

生地黄汤：治产后七八日，恶露不止。

败酱草　当归_{各八分}　芍药　续断　川芎_{各一钱}　竹茹_{五分}　生地_{一钱半}

水二钟，煎八分，空心顿服。

独圣散：治产后亡血过多，久而不止，心腹刺痛，亦治赤白带下，年深诸药不愈者，良验。

贯众_{状如刺猬者一个全用，只揉去皮，不锉断}

右用好醋蘸②湿，慢火炙令香熟，候冷为细末，用米饮调下二钱，空心服。

秘录方：治胎落下血不止。

桑木中蠹③虫_{烧存性为末，酒服方寸匕，日二服。}

又方：治血不止，虚羸欲死。

蒲黄_{二两，水二升，煎八合，顿服}

【词解】

①血不止：指恶露超过二十天，仍然淋漓不断而言，古称"血不止"，今称"恶露不绝""恶露不尽"，或称"恶露不止"。

②蘸：蘸，音站，以物投水中取出谓之蘸。

③蠹：蠹，音妒，即木中蛀虫。

【按语】

血液是维持人体生命活动的重要物质。产后出血不止，淋漓不绝，重者可危及生命，为产后急症之一。本病可分为虚证、实证和热证三种类型。在治疗大法上，虚者，扶气养血；实者，活血行血；热者，清热凉血。作者根据证候的不同情况，施使不同方药，都是很恰当的。所列诸方，皆非单纯止血之物，而是辨证求因，审因论治，即所谓"见血休治血"之义。应当注意血瘀恶露不绝之证，若无胆识，畏用祛瘀，必然偾事。

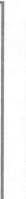

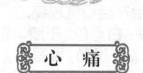

心　痛

【原文】

产后心痛，为阴血亏损，随火上冲心络，名曰心包络疼，宜大岩蜜汤治之。其真心疼者，朝发夕死，夕发朝死，无药可救。薛立斋曰：若阳气虚寒，用岩蜜汤温之，瘀血上冲，用失笑散散之，血既散而疼仍作，用八珍汤补之。大凡心腹作痛，以手按之却不痛血虚也，需用补养之剂，按之而痛益甚者瘀血也，宜用行血利气之药。

一产妇患前证，昏愦①口噤，冷汗不止，手足厥逆，用六君子加附子一钱，以回其阳，二剂顿苏，又以十全大补汤养其血气而愈。

一产妇心腹痛，手不敢近，用失笑散，一服下瘀血而愈。次日腹疼，亦用十全大补汤而安。

一产妇患前证，用大黄等药，其血虽下，复患头疼发热恶寒，次日昏愦，自以两手坚护其腹，面色青白，此脾气虚寒而疼也，用六君子加姜桂而痛止，又用八珍汤加姜桂调理而安。

大岩蜜汤：

干地黄　当归　独活　吴茱萸　芍药　干姜　甘草　桂心

小草_{各五钱}　细辛_{二钱}

右为末，每服半两，水二盏煎至一盏，去滓，稍热服。

失笑散：治心腹痛欲死，百药不效，服此顿愈。

五灵脂　蒲黄_{各等份}

右为末，先用酽醋调二钱熬膏，入水一盏，煎至七分，稍热服，神验。

七气手拈散：治产后心气攻痛。

玄胡索　小茴香　白芍药　干漆_炒　枳壳_{各二钱}　黄连　石菖蒲　香附　紫苏叶_{各一钱半}　没药　乳香_{各一钱}　甘草_{六分}

右分作二服，每服水一盏半，姜三片，煎至七分，空心服，忌半日不饮食。

【词解】

①昏愦：愦，音愧，心乱曰愦。昏愦即神志昏迷，不清醒之意。

【按语】

产后心痛（包括胃脘痛），原因颇多，但以血瘀、血虚和阳气虚寒为多见。作者主要以此三者而选方用药。

失笑散和七气手拈散均为治瘀血心疼之方。但失笑散所主之证，是因瘀而痛，证候比较单纯，故以药仅两味的失笑散以活血行瘀，散结止痛；而七气手拈散所主之证是血瘀、气滞和火热兼杂之症，故以元胡、干漆、乳香、没药等活血祛瘀止痛；以小茴香、枳壳、香附、紫苏理气调中，和胃止痛；再以芍、甘缓急，菖、姜开散。气血壅郁，易于化火（气有余便是火），故佐用黄连以清泻之。如此则气行瘀去，瘀散结开，而疼痛自除。

八珍汤、十全大补汤，皆是气血双补之剂。产后气血亏虚，经脉失温、失养而致疼痛者，可选用本方以"缓中补虚"，不止痛而痛自止，故本文云："养其血气而愈。"

大岩蜜汤，六君子汤加姜、桂，都可治产后虚寒之心痛。但前者宜于阳气虚寒，后者宜于脾气虚寒。大岩蜜汤中姜、桂、萸，辛温寒散凝，为本方之主药。兼用当归、地黄、白芍，滋阴养血，以顾产后血亏津伤之特点。妙用独活一味，取其通经活络而畅诸药之行。小草为远志之苗，能去心下膈气，与桂心、干姜、细辛、蜀椒、附子为丸，名小草丸，治胸痹心痛。大岩蜜汤包含小草丸主要药味，其效益佳。至于脾气虚寒，中阳不振而致疼痛者，用六君子汤加姜、桂，犹如东风解冻，大地回春，变冻结之土为温和之壤，自能"备化"矣。

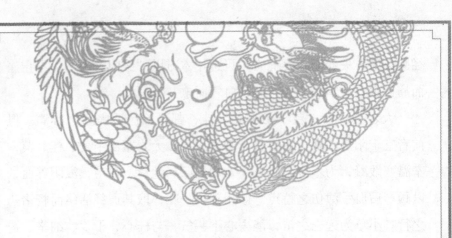

腹　痛

【原文】

薛立斋云：产后小腹作疼，俗名儿枕块，用失笑散行之（见前），若恶露既去而仍疼，用四神散①调补之，若不应，用八珍汤，若疼而恶心或欲作呕，用六君子汤，若疼而泄泻，六君子汤送四神丸，若泄泻痛或后重，用补中益气汤送四神丸，若胸膈饱胀或恶食吞酸，或手不可按，此饮食所伤，当用二陈加山楂、白术以消导，若食既消而仍痛或按之不痛，更加头痛、烦热、作渴、恶寒欲呕等证，此是中气被伤，宜补脾胃为主，若发热腹痛，按之痛甚，不恶食，不吞酸，此是瘀血停滞，用失笑散以消之，若只是发热，头痛或腹痛，按之却不痛，此是血虚，用四物加炮姜、参、术以补之。丹溪先生云：产后大补气血为先，虽有杂证，从末治之，一切病多是血虚，皆不可发表。病机要云：产后有三禁，不可汗，不可下，不可利小便。

一产妇小腹作疼，服行气破血之药不效，其脉洪数，此瘀血内溃为脓也，以瓜子仁汤二剂疼止，更以太乙膏②下脓而愈。产后多有此病，纵非痈，用之更效。

　　一产妇小腹疼，小便不利，用薏苡仁汤二剂疼止，更以四物汤加红花、桃仁下瘀血而愈。大抵此证，皆因荣卫不调，或瘀血所致。若脉洪数已有脓，脉但数微有脓，脉迟紧有瘀血，下之即愈。若腹胀作水声或脓从脐出，或从大便出，宜用蜡矾丸③、太乙膏及托里药。凡瘀血停滞，宜急治之，缓则腐化为脓，最难治疗，若流注关节则患骨疽，失治多为败证。

　　延胡索散：治产妇血块凝滞在于小腹，不能通流，致令结聚疼痛，名曰儿枕痛④，因败血挟寒而成此证。

　　延胡索　当归_{各一钱}　真琥珀　蒲黄_{炒，各三钱}　赤芍药　桂心_{各五钱}　红蓝花_{二钱}

　　右为细末，以童便合酒，温调三钱，食前服。

　　吴茱萸散：治先患冷气，因产后发腹痛。

　　川芎　桂心　当归　吴茱萸　茯苓　芍药　甘草_{各一钱}　桃仁_{一钱半}

　　右水煎，空心服。

　　牡丹皮散：治产后三日，血块疼发热。

　　牡丹皮　五灵脂_炒　没药　滑石_{飞过，各五钱}

　　右研细分五帖，豆淋酒⑤调下，食前服。

　　定痛散：治产后腹中搊疼⑥，儿枕未定。

　　当归_{三钱}　芍药_{三钱}　肉桂_{二钱}

　　右用姜二片，水与酒各半盅，煎六分温服，身热以芎代桂。

　　黑神散（方见前）

　　桃仁散：治产后下血不尽，腹痛不可忍。

　　桃仁_{六十个}　厚桂_{一两}　当归_{一两}　芍药_{一两}

　　右分作二服，用水二碗煎八分，温服，未应，加锦纹大黄_{三钱}

　　海藏方：治产后败血作痛。

　　当归　川芎　芍药　生地　玄胡_{各一钱}　没药_{七分}　白芷_{八分}

　　水煎，食远温服。

　　立效散：治产后儿枕痛不可忍。

五灵脂_{慢火炒干}

右为末，温酒下二钱，立瘥。

当归血竭丸：治产后恶露不下，结聚成块，心胸痞闷，及脐下坚痛。

当归　血竭　芍药　蓬术_{各二两}　五灵脂_{四两}

右为细末，醋糊和丸，如梧桐子大，每服五十丸，食前温酒送下。

丹溪方：治恶露未尽，小腹作痛。

五灵脂_末　香附_{末，各等份}

右合和醋糊为丸，甚者加桃仁_{不去尖}。

救急方：治恶露不尽，腹胀疼。

乱发_{如鸡子大，灰水洗净，烧存性为末，酒调服二钱}

又方：治余血作痛成块者。

桂心　姜黄_{各等份}

右为细末，酒调服方寸匕，血下即愈。

枳实芍药散：治腹痛烦满不得卧。

枳实_炒　芍药_{各等份}

右上味杵为末，服方寸匕，日三服。

当归生姜羊肉汤：治产后寒疝虚劳不足，腹中疔疼⑦。

当归_{三两}　生姜_{五两}　羊肉_{一斤}

右三味以水八升煮取三升，作三服，热服，痛而呕者加橘皮，寒多者加生姜，水亦量加。

一妇人寒月产，寒气乘虚而入，脐下胀满，手不可近，此寒疝也，服羊肉汤稍减，二服愈，或以为瘀血，欲服抵当汤，几误。

一产妇小腹痛甚，牙关紧急，此瘀血内停，灌以失笑散，下血而瘥，又用四物加白术、陈皮、炮姜而愈。

一产妇患前证，或作呕，或昏愦，此脾气虚寒，用人参理中汤渐愈，又以补中益气汤加茯苓、半夏全愈。

瓜子仁汤：治产后恶露不尽，或经后瘀血停滞肠胃作痛，纵非是痛，亦效。

薏苡仁_{四钱}　桃仁　牡丹皮　瓜蒌仁_{各三钱}

水煎，空心服。

薏苡仁汤：治肠痈腹中疼痛，或胀满不食，妇人产后多有此症，纵非肠痈，服之尤效。

薏苡仁_{三钱}　瓜蒌仁_{三钱}　桃仁_{二钱，去皮尖}　白芍_{一钱}　用水煎服。

【词解】

①四神散：当归、川芎、赤芍、干姜各等份。

②太乙膏：元参、白芷、当归身、肉桂、赤芍、大黄、生地黄各一两。

右药用麻油二斤八两，浸5～10天，入锅内煎至药黑，滤去渣，徐入净黄丹一斤再煎，不住手搅，滴水成珠，捏之软硬得中即成。内痈作丸服。因黄丹有毒，要控制用量。

③蜡矾丸：黄蜡二两，白矾一两，先将蜡熔化，候少冷，入矾和匀为丸，酒下，每服10～20丸。

④儿枕痛：即产后腹痛。由于子宫收缩而引起，故亦称宫缩痛。

⑤豆淋酒：用黑豆炒焦，以酒淋之，故名豆淋酒。

⑥搊疼：搊，音抽，拘急之意，搊疼即拘急而痛。

⑦疠疼：疠，音绞。疠疼是腹中拘急，绵绵作痛之意。

【按语】

本条腹痛一证，作者引用薛立斋等医家的论述，说理颇为清楚、全面。

大抵产后多虚多瘀，气血运行不畅，故或血闭而不来，或来而

中
卷

不尽，多致腹痛，若腹痛乍作乍止，其痛如刺，手不可近，血结成块，时而见痛，时隐而止者，称为儿枕痛，俗叫血气痛。

产后腹痛，实属常见，可分为虚证、实证。就其病因而言，有恶露不净者，有血瘀气滞者，有伤食裹血者，有气弱感寒者，有血虚空痛者。一般地说：痛而胀或上冲胸胁，或拒按而手不可近，或腹中有块者，皆为实证，宜行之，散之；若无胀满而喜揉按，或喜热熨，或得食稍减者，皆为虚证，宜补之，温之，不可妄用攻逐。

王氏在此，不仅举出了病案治验，而且又列举了不少方剂，以应不同的病证。产后余血阻滞，经络不通腹痛者，可用海藏方；余血成块者，可用桂心姜黄方；单腹痛而儿枕未定者，用定痛散。若产妇脏腑素寒，败血结聚，形成儿枕痛者，首当选用失笑散。痛不可忍，急用立效散。若败血挟寒而致者，可选用延胡索散。兼有发热者，用牡丹皮散。若先患冷气后发腹痛者用吴茱萸散。若产后恶露不尽，小腹作痛者，用丹溪方，兼胀者用急救方。若恶露结聚成块，心胸痞闷，脐下坚痛者，可用当归血竭丸。若恶露不尽，瘀血停积，内溃为脓者，用瓜子仁汤。若痛而小便不利者，用薏苡仁汤。若产后腹痛烦满不得卧者，用《金匮要略》枳实芍药散，本方虽药味少而疗效较著，方内枳实通气滞，芍药通血滞，通则不痛；妙在枳实炒黑，能行血中之气，下以大麦粥，和肝气而兼养心脾。本方祛邪不损正，行滞寓补养。上述诸方，虽各有不同治证，但多为实证而设，或为虚中有实而立，但若产后虚劳，寒疝腹痛者，上方非宜，可选《金匮要略》当归生姜羊肉汤，以补血养精，温下焦，散寒止痛。

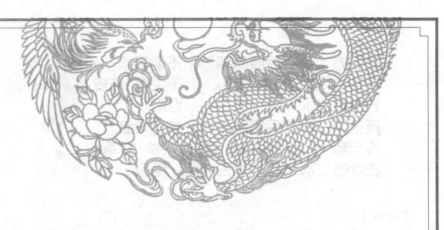

胁 肋 痛

【原文】

产后两胁胀满气痛，由膀胱宿有停水，因产后恶露下不尽，水壅痞^①与气相搏，积在膀胱，故令胁肋胀满，气与水相激，故令痛也。薛立斋云：前证若肝经血瘀，用玄胡索散^②。若肝经气滞，用四君子、青皮、柴胡。若肝经血虚，用四物、参、术、柴胡。气血俱虚，用八珍、柴胡。若肾水不足，不能生肝，用六味丸。

一产妇因怒，两胁胀痛，吐血甚多，发热恶寒，胸腹胀痛，此气血俱虚，用八珍加柴胡、丹皮、炮姜而血顿止，又用十全大补汤而寒热渐退。此证若非用姜桂辛温胁脾肺以行药热，不惟无以成功，而反助其胀耳。

青木香散：治产后胁肋胀痛。

当归_{一钱二分} 芍药 桔梗 槟榔 枳壳_{各八分} 桂心 青木香 柴胡_{各七分}

右咀片，水二钟，煎八分去滓，空心温服。

薄荷散：治产后烦闷，两腋胀满时痛。

蒲黄_炒 延胡索_{各六分} 芍药_{炒，一钱} 当归_{一钱} 荷叶蒂_{三个，炙干}

右水二钟，煎八分入蒲黄，空心服。

广济方：治产后腹胁痛胀，不能下食，兼微痢。

茯苓　人参　当归　甘草_{各六分}　干生姜　陈皮_{各四分}　厚朴_{七分}

右㕮咀，水二盏，煎八分，温服。

抵圣汤：治产后腹胁满闷，或呕吐者。

赤芍药　半夏　泽兰叶　陈皮　人参　甘草_{炙，各一钱}

右㕮咀，水一盏，姜三片煎，温服。

【词解】

①壅痞：壅者，塞也。痞者，满也。壅痞即壅阻胀满的意思。

②玄胡索散：玄胡索、桂心各两半，当归一两。共为末，每服二钱，饭前服。

【按语】

胁为肝之分野，故胁疼多责之于肝。关于产后胁疼，作者在此提出了六种原因：肝经血瘀，肝经气滞，肝经血虚，气血俱虚，肾水不足和膀胱停水。在治疗用药上，除后者未提出方药外，其余皆对证用方，比较精当。尤其在案例中提到"若非用姜桂辛温胁脾肺以行药热"之治，非常巧妙。因脾主运化，肺主施布，二者既关气血之生成，又关气血之运行。今气血因虚而运行不畅，以致出现两胁胀痛，治疗在补养气血的基础上加入适量的干姜、肉桂，辛散温行，以资胁脾肺运转之力，使补养气血之品更能发挥作用。否则，单用补养之剂，容易窒寒气机，不惟无功，而反助胀。当然，柴胡、青皮之类，自不可少。

至于胱膀停水，水气相搏而致胁痛者，究其因是恶露不尽，血瘀水壅，阻遏气机而引起，可考虑使用五苓散加泽兰、赤芍、柴胡、青皮。

　　此外，本节又提出青木香散、蒲荷散、广济方和抵圣汤等方，皆为治血祛瘀、理气行滞之剂，可因证选方，不拘一格。

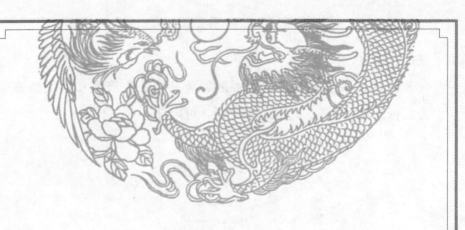

腰　痛

【原文】

产后腰痛者，为女子肾位系于胞，产则劳伤肾气，损动胞络，虚未平复①，而风冷客之②，冷气乘腰，故令腰疼也。若寒冷邪气，络滞背脊，则疼久未已，后忽有娠，必致损动，盖胞络属肾，肾主腰故也。薛立斋曰：前证真气虚，邪乘之者，用当归黄芪汤，或十全大补汤为主，佐以寄生汤，如不应，用十全大补加附子。一产妇腰痛腹胀善哕，诸药皆呕，余以为气虚血弱，用白术一味炒黄，每剂一两，米泔煎，时饮匙许，四剂后渐安，百余剂而愈。

黄芪当归汤：治产后腰痛不可转侧，自汗，腹热，气短。

黄芪　芍药_{各二两}　当归_{三两}

右锉碎，每服一两，姜四片，水煎温服。

独活生姜汤：治产后风冷腰痛，不可转侧，四肢沉重，行步艰难。

独活　川芎　芍药_{炒黄}　桂心　续断　生姜　桑寄生_{各六分}当归　防风_{各八分}

右用水二盏，煎至八分，空心服。

败酱散：治产后虚冷，血气流入腰腿，痛不可转。

败酱 当归_{各八分} 川芎 桂心 芍药_{各六分}

水二盏，煎八分温服，忌葱。

千金大豆酒：治产后中风，腰背强痛，烦热口渴，头身皆重，此因风冷及伤寒所致。

黑大豆一升炒令烟出，以酒一升投之，密盖候温，去豆服酒，日夜数服，卧取微汗，避风，亦有加羌活服者，亦佳。

如神汤：治产后血滞腰痛及腹中疗痛③，神效。

玄胡索_{微炒} 当归 桂心_{各等份}

右为细末，每服二三钱，不拘时温酒调服。一方加杜仲或桃仁、牛膝、续断亦可。

又：四物汤细末三两，加酒煮玄胡索末二两，每服三钱，酒下。

【词解】

①平复：恢复健康的意思。

②客之：侵犯之意。

③疗痛：见"腹痛"条。

【按语】

腰为肾之府，肾位系于胞，产时强力耗气，当先伤肾，损动胞络，胞脉虚，肾气亏，易招外邪。故本文云："虚未平复，而风冷客之，冷气乘腰，故令腰疼也。"因寒为阴邪，易伤阳气，能使气血凝结阻滞，血脉收缩，不能通畅流行，而发生疼痛。故治疗以补虚、强腰、温经散寒为总则。若因产后失血过多，耗气太甚，气血虚弱而致腰痛不可转侧兼自汗、短气、腹热者，用黄芪当归汤，益气补血。若产后伤寒中风者，用千金大豆酒，补肾散寒。若产后外感风冷，久痛不愈，四肢沉重，行步艰难者，用独活生姜汤，方中独活、防风、生姜搜风散寒，祛邪外出。当归、芍药、川芎和血养营，以达"祛风先活血，血活风自灭"之效，配续断、寄生补益肝肾，强筋骨以扶其正，正旺则邪自除；加桂心直入肾经血分，祛寒而止痛。若产后虚冷，血凝而致腰痛者，用广济败酱散为宜，方中当归、白芍、川芎补血活血，桂心散寒而走肾，败酱活血行瘀，散结止痛，疗效较佳。若兼腹中疠痛等，可用如神汤，以温活血脉，利气止痛。至于以上诸方用量之多少，因历代度量衡多有演变，一定要结合现在度量衡进行换算，或结合临床实际酌情用之，不可拘泥而误之，影响量效的关系。

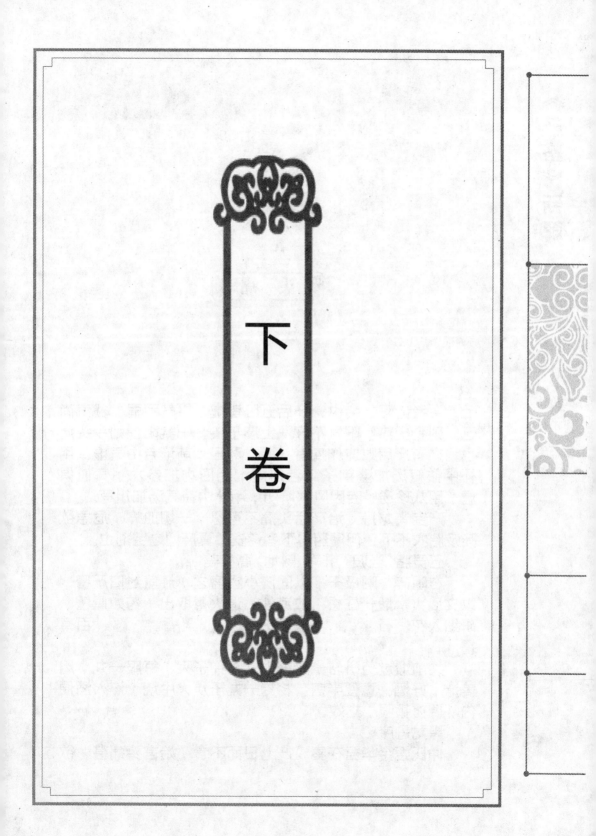

下 卷

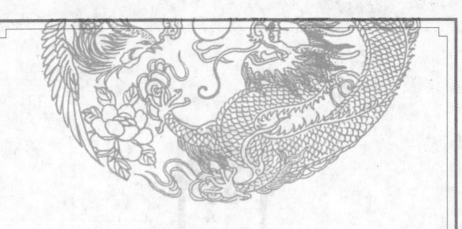

头 痛

【原文】

　　头者诸阳之会也。产后五脏皆虚，胃气亏弱，谷气尚乏，则令虚热；阳气不守，上凑于头，阳实阴虚则令头痛也。亦有产后败血作痛者。薛立斋曰：前证若中气虚，用补中益气汤加蔓荆子；若血虚，用四物加参术；气血俱虚，用八珍汤；若因风寒所伤，用补中益气汤加川芎。

　　产宝黑龙丹：治产后头痛不可忍，一切血痛，危急欲死及胎衣不下，但灌药得下者遂安，真产门之宝剂也。

　　五灵脂　当归　川芎　熟地　高良姜各五钱

　　右咀碎，晒极干，以固济小罐盛之，灯盏封口严密，以文武火，煅一柱香，放凉处，退火毒取出，药如黑糟，研细入花蕊石煅过另研，二钱、琥珀另研，一钱、乳香另研，钱半、百草霜五钱。

　　共前煅过药研匀，醋糊为丸，弹子大，每服一丸，用姜汁，好酒、童便半盏，将药一丸于炭火中烧，淬入酒便内，调化顿服，立效。

　　黑龙丹序

　　仲氏嫂金华君在秦，产七日而不食，始言头痛甚，欲取大石压，食顷渐定，心疼则以十指抓壁欲死，目痛即欲以手自剜之，如是者旬日。国医三四人，郡官中善医亦数人，相顾无以为计，不知病根所起，医者术穷，病者益困。余度疾势危急，非神丹不能愈，须进黑龙丹。仲氏犹豫，谓数日不食，恐不胜，黄昏进半粒，疾少间，中夜再进，药下寐如平时，平旦一行三升许如蝗虫子，疾减半，巳刻又行如前，则顿愈矣。遣荆钗辈①视之，奄殆无气，午后体方凉，气方属，微言索饮，自此遂平复。大抵产后以去污血为先，血滞不快，作祸如是，老妪②中医不识疾病之根，岂得无天枉者？不遇良医，终抱遗恨。今以黑龙丹，广济施人。俾世之人，感是疾者，得尽起天年，非祈于报，所冀救疾苦、存性命耳。崇宁元年五月五日郭忳序。

川芎散：治产后头痛。

真天台乌药　大川芎_{等份}

右为细末，每服三钱，烧红称锤，淬酒调服。

加减四物汤：治产后头痛、血虚，痰癖、寒厥皆治。

苍术_{一钱半}　羌活　川芎　防风　香附_炒　白芷_{各一钱}　石膏_{二钱半}　细辛_{一钱二分}　当归_{八分}　甘草_{五分}　用水二盏　姜三片

煎服，血虚倍当归加芍药；有汗加黄芪及桂；痰癖加半夏、茯苓；热痰倍加石膏加知母；寒厥加天麻、附子。

【词解】

①辈：这里"荆钗辈"，意指仆妇。

②老妪：妪，音郁，女老称。老妪即指老妇人。

【按语】

产前多实，产后多虚。孕育降生，耗气动血，形成以虚为本，以邪为标的病机，治宜以"固本祛邪"为原则。头为清阳之府，诸阳之会，产后元气受损，阴血虚于下，浮阳越于上，因此，产后头痛以血虚为多。虚者善受,产后血虚,又易感受六淫之邪,故又有血虚外感头痛之证。所以治产后头痛者,多用补气养血兼以祛风之法。故薛立斋有用补中益气汤加蔓荆子或川芎者,有用四物汤加参芪者,有用八珍汤者。

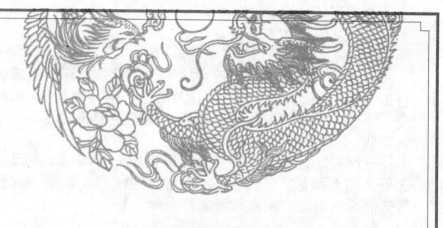

遍身痛

【原文】

产后百节开张，血脉流散，遇气弱则经络皮肉之间，血滞不散，骨节不利，筋脉引急，所以腰背不得转侧，手足不能动摇，身热头痛。若以为伤寒治之，则汗出而筋脉动惕，手足厥冷，变生他病。但宜服趁痛散。

趁痛散：治产后气弱血滞，遍身疼痛及身热头痛。

牛膝_{酒浸，一钱} 甘草_{炙，一钱} 薤白_{一钱} 当归_{一钱半} 桂心_{一钱半} 白术_{一钱半} 黄芪_{一钱半} 独活_{一钱半}

右每五七钱，水二钟煎一钟，空心热服。

苍术四物各半汤：

四物汤_{半两} 苍术_{半两}

右用水二钟，煎一钟，温服，下活血丹更妙。

活血丹：

熟地_{三两} 当归 白术 白芍 续断 人参_{各一两}

右为末，酒糊丸，如梧桐子大，每服百丸。

薛立斋曰：产后身痛，若以手按而痛益甚，是血滞也，用四物①、炮姜、红花、桃仁、泽兰，补而散之，若按而痛稍缓，是血虚也，用四物、炮姜、白术、人参，补而养之。

一产妇，身痛发热，不食，烦躁不寐，盗汗，服解散行血之药，不时昏愦，六脉洪大如无，用补中益气②加炮姜、半夏，一服顿减，又二服寝食甘美，但背强而疼，用八珍散③，大补汤④，调理而安。

一产妇，遍身头项作疼，恶寒拘急，脉浮紧，此风寒之证，用五积散⑤，一剂汗出而愈。但倦怠，发热，此邪气去而真气虚也，用八珍汤调补而痊。

【词解】

①四物：即四物汤，组成为：熟地、当归、白芍、川芎。

②补中益气：即补中益气汤。

③八珍散：即八珍汤，组成为：人参、白术、茯苓、炙甘草、熟地、当归、川芎、白芍。

④大补汤：即十全大补汤。

⑤五积散(《局方》)：苍术、桔梗、麻黄、枳壳、陈皮、厚朴、干姜、半夏、茯苓、甘草、当归、白芍、川芎、肉桂。研为末。

【按语】

产后遍身痛者何？气弱血滞为本，外邪引动为标。治宜补而散之，补而养之，则盛邪自去。故本条产后遍身痛，为气弱无力推动血液，血行迟滞所致，故用趁痛散，以黄芪、白术、桂心、当归，温补气血为主，合诸药通络止痛，达到补气行血祛瘀止痛之目的。

苍术四物各半汤、活血丹，二方均在养血活血的基础上，加补气温通之品，故对气弱血滞之遍身痛，较为适宜。

— 126 —

本证多因血虚而致，也兼有风寒湿者，但在治疗上，应以养血为主，佐以宣络，不可峻投风药，燥伤其血，故作者明确指出："若以为伤寒治之，则汗出而筋脉动惕，手足厥冷，变生他病。"

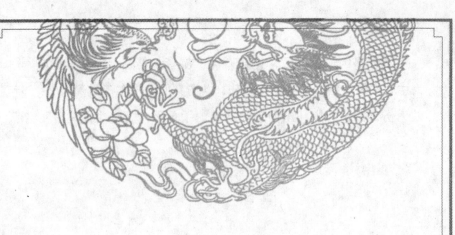

中 风

【原文】

产后中风者，由产时伤动血气，劳损脏腑，未曾平复，起早劳动，致使气虚而风邪乘虚入之，客于皮肤经络，致令痛痹①，嬴乏不任②，少气。大凡筋脉挟寒则挛急㖞僻③，挟湿则纵缓虚弱，若入诸脏，恍惚惊悸，随其所伤腑脏经络而生病焉。郭稽中④论曰：产后中风者何？答曰：产后五七日内，强力下床，或一月之内；伤于房室，或怀忧怒，扰濫中和⑤，或因食生硬，伤动脏腑，得病之初，眼涩口噤，肌肉眮搐⑥，渐至腰脊筋急强直者，不可治，此乃人作，非偶尔中风所得也。薛立斋曰：前证果外邪所伤，形气不足，病气有余，当补元气为主，稍佐以治病之药。若强力不休，月内入房，属形气俱不足，当纯补元气，多有复苏者，若误投风药，乃促其危也。

丹溪先生曰：产后中风，口眼㖞斜，必用大补气血，然后治痰，当以左右手脉，分其气血多少以治，切不可作中风，用发表治风之药。

当归散：治产后中风，牙关紧闭，不省人事，口吐涎沫，手足瘛疭⑦。

当归_{去芦}　荆芥穗_{各等份}

右为细末，每服二钱，水一盏，酒半盏，煎至一盏，灌之，如牙关紧闭，拗开微微灌之，但下咽即生，屡用救人，大有神效。

干葛汤：治产后中风，口噤不能言。

独活_{去芦，二两}　干葛_{一两半}　甘草_{炙，半两}　生姜_{一两二钱半}

右哎咀，每服一两，用水二盏，煎至一盏，去滓，温服无时。

防风汤：治产后中风，背项强急，胸满短气。

防风　独活　葛根_{各五两}　当归　人参　白芍　甘草_{各二两}

右哎咀，每服八钱，水一盏半，枣二枚，同煎至一盏，去滓，温服不拘时。

川芎散：治产后中风，身背拘急，有如绳束。

川芎　羌活　酸枣仁　羚羊角　芍药_{各四两}　桑白皮_{一两半}　防风_{一两二钱}

右哎咀，每服一两，水二大盏，煎至一盏，不拘时，日二服。

千金鸡矢醴⑧：治产后中风，口噤困笃⑨，腰背强直，时时反折⑩。

乌鸡矢_{三升}　大豆_{二升}

右先炒豆令声绝，次炒鸡矢令黄，以酒一升，先淋鸡矢，取汁淋豆，每服一盏，凡四五服极妙。

竹沥一物饮：治产后风痉，口噤面青，手足急强反张。

竹沥_{用火自取者}

右用二升，微点姜汁，分五服，频频温服，神效。

大乌豆⑪：治中风，背强口噤，或烦躁，或头面手足重，或身痒直视，皆是虚冷中风。

右豆用三升，炒令熟，乘热以清酒三升浸之，密封良久，去豆，分三服，覆衣取汗，身润即愈，一则防御风邪；一则消散瘀血。

华佗愈风散：治产后中风、口噤、手足瘈疭、角弓反张，或血晕不省、四肢强直，或心中倒筑⑫、吐泻欲死。

荆芥穗_{微焙为末}

每服三钱，豆淋酒调服；或童子小便服之亦妙。口噤则揩齿[13]灌之，龂[14]噤，灌入鼻中，其效如神，此方古书盛称其妙，一名如圣散，一名一捻金，悦生随抄，呼为再生丹；一妇人，产后睡久，及醒则昏昏如醉，不省人事，医以此药及交加散，云服后当睡，必以左手搔头，用之果然。

交加散：治产后中风百病，兼治妇人荣卫不通，经脉不调，腹中撮痛[15]，气多血少，结聚为瘕，并宜服之。

生地黄_{一升，研取自然汁，如无鲜者，以水泡透，研烂取之}　生姜_{十二两，研取自然汁}

右先将地黄汁炒生姜滓，生姜汁炒地黄滓，各稍干，焙为细末，每服三钱，温酒调下，寻常腹痛亦宜服，产后尤不可少。

济危上丹：治产后虚极生风。

乳香　五灵脂　硫黄　玄精石[16]_{同研极细}　阿胶_{炒珠}　卷柏_{生用}　桑寄生　陈皮_{各等份}

右将四味同研停于银、石器内，微炒勿焦，再研极细，复入余药为末，拌匀，生地黄汁和丸，如梧桐子大，每服二十丸，煎当归汤送下。

产后虚极生风者，妇人以荣血为主，因下血太多，气无所主，唇青，肉冷，汗出，目眩，神昏，命在须臾者，虚极生风也，应急服济危上丹，若以风药治之则误也。

薛立斋曰：前证属血气俱虚者，用十全大补汤；如不应，加附子、钩藤钩。若肝经血虚，用逍遥散加钩藤钩。经云：脾之荣在唇，心之液为汗，若心脾两脏虚极，急用参附汤救之。一妇人，患前证，或用补剂，四肢逆冷、自汗、泄泻、肠鸣、腹痛。余以阳气虚寒，用六君子[17]、姜附各加至五钱；不应，以参附各一两始应。良久不服，仍肠鸣腹痛，复灸关元穴百壮，及服十全大补汤方效。

【词解】

①痛痹：此指经络滞塞不通之意。并非单指寒邪偏重所致之寒痹。

②羸乏不任：羸乏，即瘦弱乏力；不任，承受不了重物所压。

③㖞僻：口眼㖞斜。

④郭稽中：著有《妇人产育保庆集》，见宋志一卷，佚。

⑤扰盗中和：因思想情绪扰乱胸腹内和平之气。

⑥肌肉瞤搐：肌肉蠕动、抽搐。

⑦瘈疭：音炽纵，俗称"抽风"。瘈即筋急挛缩；疭即筋缓纵伸。

⑧鸡矢醴：醴，音礼，即酒。鸡矢即鸡屎（干者）。鸡矢醴是以鸡屎和酒泡制的酒剂。

⑨困笃：病情危重的意思。

⑩反折：角弓反张之意。

⑪大乌豆：即大黑豆。《本草纲目》："甘平，无毒。冲酒治风痉……治风痹瘫痪、口噤、产后头风……主中风脚弱，产后诸疾。"

⑫心中倒筑：自觉闷塞，异常痛苦。

⑬撅齿：撅，音感，以手抻物曰撅，撅齿，就是用东西把牙齿撬开。

⑭龂：龂，音银，同龈，齿本也。

⑮腹中撮痛：指腹中痉挛性阵痛，并有紧缩感。

⑯玄精石：咸卤流渗入土，年久结成，片片如鳖甲，尖角端正，叩之则折，折处皆为六角形。益精、解肌，辛咸沉降，同硫

黄、硝石，治上盛下虚，救阴助阳，有扶危救逆之功。

⑰六君子：即六君子汤，组成为：人参、白术、茯苓、炙甘草、陈皮、半夏。

【按语】

本条产后中风，即"产后风痉"，或曰"产后发痉"，为产后急症之一，包括现代医学的"破伤风"，多发生在产后4～7天或14～21天。祖国医学认为本病发生的原因，多由于生产后精血亏耗，复感风邪所致。主症为突然背强直，四肢抽掣，甚则口噤不开，角弓反张。临床多分虚实两大类。虚证由于失血津亏或气血暴亡，筋脉失于涵养而致肝风内动，常见颈项强直，面色苍白，四肢抽搐，甚则体僵肢冷，目张口开，气喘自汗等。实证是在血虚有瘀的情况下，感受了风邪，故多见外感症状，继而肢强口噤，两手紧握，角弓反张。

在治疗上，本条所列诸方，大体可分为三类：一是以散邪祛风之药为主，治疗外感风邪之实证，如当归散、干葛汤、愈风散便是；二是以滋阴养血或气血双补之药为主，以治疗虚极生风之虚证，如济危上丹、十全大补汤等。若阳气虚寒，则用六君子加姜、附，或大剂参附以治之；三是以补虚除风之药同时并用，以治疗产后体虚，复感风邪的病症，如防风汤、川芎散等。临床用之，当随证变通。

至于竹沥一物饮，治产后中风者，意在化痰透络，适用于热痰壅盛之中风口噤。乌豆治中风，前人亦有记载，均可在临床上选用。

总之，产后毕竟是血虚气弱之体，虽有风邪，也应以大补气血为主治疗，切不可专投风药，以促其危。若为现代"破伤风"者，要"急则治其标"，祛风毒之邪为要，首当用"破伤风抗毒素"，缓则治其本，可选当归补血汤加全蝎、僵蚕、蝉蜕为之。且不可误治以延误病情！

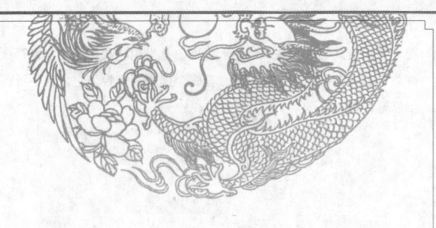

瘈 疭 附：角弓反张

【原文】

　　薛立斋云：瘈者，筋脉拘急也，疭者，筋脉弛纵也。经云：肝主筋而藏血。盖肝气为阳为火，肝血为阴为水，前证因产后阴血去多，阳火炽盛，筋无所养而然耳。故痈疽脓水过多，金疮①出血过甚，则阳随阴散，亦多致此。治法当用八珍②加丹皮、钩藤，以生阴血，则阳火自退，诸证自愈。如不应，当用四君③，芎、归、丹皮、钩藤，以补脾土。盖血生于至阴④，至阴者脾土也，故小儿吐泻之后，脾胃亏损，亦多患之，乃虚象也，无风可逐，无痰可消。若属阳气脱陷者，用补中益气汤加姜、桂，阳气虚败者，用十全大补汤加桂附，亦有复生者。此等证候，若肢体恶寒，脉微细者为真，若脉浮大，发热烦渴，此为假象，惟当固本为善。若无力抽搐，戴眼⑤反折，汗出如珠流者皆不治。又有角弓反张者，风邪乘虚入于诸阳之经，则腰背反折，挛急如角弓之状也。皆因气血耗损，腠理不密，汗出过多，宜固气血为主，佐以本方。丹溪所谓产后以大补气血为主，虽有杂病证，以末治之此也。如恶寒发热等证，乃气血虚耗之极，宜大剂参、芪、归、术、肉桂以培养之。如不应，急用炮附子。再不应，用人参一两、炮附子二三钱，名参附汤。若犹未应，药力未及也，宜多用之。

增损柴胡汤：治产后感异证，手足牵搐，涎潮，昏闷。

柴胡三钱 黄芩一钱二分 人参 甘草 半夏各一钱半 石膏二钱 黄芪一钱半 知母一钱

右㕮咀，分二服，水二盏，姜三片，枣二枚，煎八分，不拘时服。

秦艽汤：治产后血虚生风，手足瘈疭。

秦艽 芍药 柴胡各一钱七分 甘草炙，一钱三分 黄芩 防风各一钱二分 人参 半夏各一钱

右水二钟，姜三片，煎八分，食远服⑥。

愈风汤、交加散俱可用（二方见前）。

【词解】

①金疮：见"催生"条。

②八珍：即八珍汤，组成为：人参、白术、茯苓、炙甘草、熟地、白芍、当归、川芎。

③四君：即四君子汤，组成为：人参、茯苓、白术、炙甘草。

④至阴：太阴为三阴之极，故太阴又可称为至阴，太阴属脾，至阴常作脾的代词。

⑤戴眼：指目睛上视而不能转动，为太阳经气衰竭，是病在危重阶段所出现的一种症状。

⑥食远服：离正常进食时间较长时间服药。

【按语】

产后瘈疭，作者引薛氏之论颇详。总其要不外乎津亏血少，

阳旺火炽，以致肝失其藏，筋无所养，而发生本病。在治疗上以养血滋阴，柔肝熄风为原则。但根据气血的相互关系和气血生化的本源，又须分别为脾胃虚损、阳气脱陷和阳气虚败的不同情况进行论治。尤其是后者属阳随阴散的危笃证候，若不速补其气，速摄其阳，还拘泥于养血滋阴，则缓不济急矣。即所谓："有形之血不可速生，无形之气，所当急固也。"更不能作外感风证治疗，故作者恳切地提出"无风可逐，无痰可消"。

经云："正气存内，邪不可干，邪之所凑，其气必虚。"产后角弓反张，亦有风邪乘虚而袭者，但总以"大补气血为主，虽有杂证，以末治之"。以末治之，并非不治之谓，如果感染邪毒发痉(破伤风)，应以解毒镇痉，理血祛风为治（结合破伤风抗毒素治疗）。本文增损柴胡汤、秦艽汤和愈风汤，即是治疗此类证候的，故曰："增损柴胡汤治产后感异证。"若抽搐较重，还应加入全蝎、蜈蚣、僵蚕之类药物，以镇痉祛风。诸如此类证候，也不能拘泥于"以大补气血为主"之说。

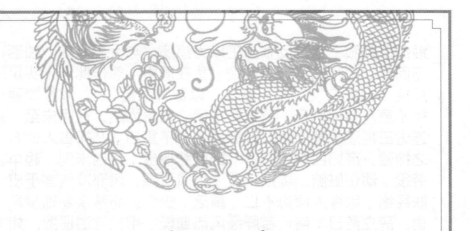

痉 疾①　　附：拘挛厥逆

【原文】

　　产后血虚，腠理不密，故多汗。因遇风邪搏之，则变痉。痉者口噤不开，背强而直，如发痫状，宜速撬②开口，灌小续命汤。稍缓即汗出如雨，手摸空者，不可治也。薛立斋云：产后发痉；因去血过多，元气亏极，或外邪相搏，以致牙关紧闭急，四肢痉强，或腰背反张，肢体抽搐。若有汗而不恶寒者，曰柔痉；若无汗而恶寒，曰刚痉。产后患之，实由亡血过多，筋无所养而致。故伤寒汗下过多，溃疡脓血大泄，患之乃败证也，大补血气，多保无虞③。若攻风邪；死无疑矣。一产妇牙关紧急，腰背反张，四肢抽搐，两目连劄④，余以为去血过多，元气亏损；阴火⑤炽盛，用十全大补加炮姜，一剂而苏，又数剂而安。吴江史万湖家人妇忽仆，牙关紧急，已死矣，询之是新产妇出直厨，知其劳伤血气而发痉也，急用十全大补加附子，煎滚。令人推正其身，一人以手挟正其面。却艼⑥开其口，灌之不咽，药已冷，令侧其面出之，仍正其面，复灌以热药。又冷又灌，如此五次，方咽下，随灌以热药，遂苏。夷坚志云：杜壬治郝质子妇，产四日瘛疭，戴眼，弓背反张。壬以为痉病，与大豆紫汤，独活汤而愈。政和间，余妻方娩，犹在蓐中，忽作此证，头足反接，相去二尺，家人惊骇，以数婢强拗⑦之，以数婢强拗不直。适记所云，药草有独活，乃急为之。召医未至，连进三剂遂能直，医至即愈矣。更不复药，乃知古人处方之神验。产妇四肢挛急者，因脏腑俱虚，月内未满，起早劳役，动伤脏腑。虚损未复，为风所乘。风邪冷气客于皮肤经络，则令人顽痹不仁，羸乏，少气。筋脉挟寒则挛急也。薛立斋曰：前证若肝经风热血燥，用加味逍遥散。如不应，用六味地黄丸，以补肾水，仍参前杂证诸风血方论治之。

小续命汤：治产后中风及刚痉柔痉。

防风一钱 麻黄去节 黄芩去朽 白芍 人参各八分 川芎 防己 肉桂各七分 附子炮，去皮脐 杏仁去皮尖 麸炒各五分 甘草炙，四分

右姜枣水煎服。春夏加石膏、知母、黄芩；秋冬加官桂、附子、芍药。柔痉自汗者，去麻黄，加葛根。

按右方朱奉议称刚柔二痉，并可加减与之。但产后血气大虚之人，恐不宜轻发其表。若邪气实，脉浮弦有力者，用之固宜。其虚弱之人，不若用大豆紫汤及防风当归散。

大豆紫汤：治产后中风痱痉⑧，背强口噤，直视烦热。若脉紧大者不治。

川独活去芦，一两半 大豆半升 酒三斤

右先用酒浸独活一两，沸。别炒大豆极焦烟出，急投酒中密封。候冷去豆，每服一二小钟许，得少汗则愈。日进十服。此药能祛风、消血结。如妊娠胎死腹中，服此得瘥⑨。

大豆汤：治产后风痉，不省人事，及妊娠挟风，一切蓐草之间，诸般病证。

大豆五合，炒黄 独活去芦 葛根各八分 防己去皮，六两

右㕮咀⑩，每服五钱，酒二盏，煎至一盏半，不拘时，日三服。

防风当归散：此方最稳妥。

防风 当归 川芎 地黄_{各一两}

右每服一两，水煎温服。

芎劳散：治产后四肢筋脉挛急疼痛，背项强直。

芎劳羌活 当归_{各去芦} 酸枣仁_炒 羚羊角屑_{各七钱半} 防风 牛蒡子_{炒，各一两} 桂心 赤芍药_{各五钱}

右㕮咀，每服八钱，水煎去渣，温服，不拘时。如服之不应，可用八珍汤。更不应，用十全大补汤。

产后手足厥冷，宜灸肩井穴^⑪。一妇人产后日食茶粥二十余碗，至一月后，遍身冰冷数块，以指按其冷处，即冷从指下，上应至心，如是者二年，诸治不效。以八物汤去地黄，加橘红，入姜汁、竹沥一酒钟，十服乃温。

【词解】

①痓疾：指发病过程中出现的背强反张，口噤不开的病症。

②㧑：见"中风"条。

③无虞：即无误、无患，安全的意思。

④连劄：劄，音扎。连劄，是两目连续抽动的意思。

⑤阴火：肝肾之虚火。

⑥㧾：㧾，音废，空大也。㧾开其口，是用物使患者的口被动张大。

⑦拗：手拉曰拗。

⑧痱痉：痱，音废，风病曰痱。痱痉，因中风而致的痉挛抽搐。

⑨瘥：疾病痊愈曰瘥。

⑩㕮咀：音府举。口咬曰㕮咀。古时无刀，用口将药咬细煎之。这里㕮咀，是把药制为细末、薄片之意。

⑪肩井穴：足少阳胆经穴，在肩上陷中。

【按语】

  妇人产后,突然颈项强直、四肢抽搐,甚则口噤不开、角弓反张,名曰产后发痉,乃产后危症之一。

  发生本病的主要原因,是产后阴血大亏,复为风邪所袭,引动肝风所得;或产后汗出过多,亡血伤津,筋脉失养,拘急而痉。《金匮要略》中说:"产后血虚,多汗出,喜中风,故令病痉。"《医宗金鉴》中也说:"产后血气不足,脏腑皆虚,多汗出,腠理不密,风邪乘虚袭入,遂成痉病。"《妇人规》也认为:"产后发痉乃阴血大亏证也。"亦即条文中所说:"产后血虚,腠理不密,故多汗。因遇风邪搏之,则变痉。"

  本证与中风、瘛疭的发病机制和症状大致相同,皆因产后气血虚弱,或复感风邪所致。均有痉挛抽搐、口噤等症状。所不同的只是:中风偏于外感风邪,以口眼㖞斜为显;瘛疭侧于体内血亏,筋失濡养,以痉挛抽搐为著;痉疾则以口噤强直为急。但这些症状可交互出现,并非一病所独有。临床上当根据具体情况,或异病同治,或同病异治,不必拘泥。

  本病治疗重在补虚,虽有风象,亦应养血荣筋为主。此即"治风先治血,血行风自灭"之意。条内所列诸方,当随证加减,灵活运用,不可妄投祛风方药。

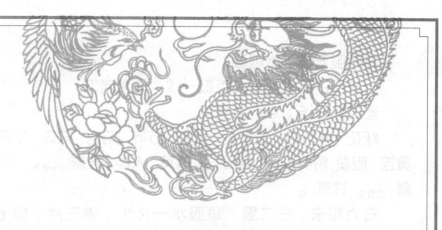

不 语

【原文】

　　人心有孔，孔中有毛[①]，产后虚弱，多致停积，败血[②]闭于心窍，神志不能明了。又心气通于舌，心气闭塞，则舌亦强矣，故令不语，宜服七珍散。因惊者属肝经风热；用加味逍遥散加防风、白芷、钩藤；因忧思郁结者，用加味归脾汤加升麻。一产妇，不语，用七珍散而愈。后复不愈；内热晡热[③]，肢体倦怠，饮食不进，用加味归脾汤为主，佐以七珍散而愈。后因怒不语，口噤，腰背反张，手足发搐或小便见血，面赤，或青，或黄。余曰：面青肝之色也，黄者脾气虚也，赤者心血虚也，用八珍汤加钩藤钩、茯苓、远志，渐愈，又用加味归脾汤而痊。

　　七珍散：治产后不语及发狂。

　　人参 石菖蒲 生地黄 川芎各一两 细辛一钱 防风 辰砂飞过，各五钱

右为极细末，每服一钱，薄荷汤调下无时。

　　三物汤：治产后不语。

　　人参 石莲肉不去心 石菖蒲各等份

右每服五钱，水煎服。

一方用白矾生为末，每服一钱，热水调下。

逐血补心汤：治产后失音。

红花 赤芍药 生地黄 桔梗 苏叶 前胡 茯苓 防风 黄连 胆星 粉葛各二钱 当归三钱 薄荷 人参 升麻各一钱五分 半夏二钱五分 甘草一钱

右为粗末，分二服，每服水一钟半，姜三片，煎七分，空心服，渣再煎。

【词解】

①人心有孔，孔中有毛：《难经·四十二难》说："心重十二两，中有七孔三毛。"相当于房室腔及瓣膜腱索等组织。

②败血：即瘀血。

③晡热：晡，音逋，申时为晡。晡热，就是到申时(相当于下午三至五时)发热。

【按语】

心开窍于舌，舌为心之苗，舌为发音的辅助器官。但心包络、肝、脾、肾四经，亦均与舌本相通，故作者在产后不语证的治疗上，依据证候，有从心治的，有从肝治的，有从脾治的。因产后气血虚弱，多致停积败血，闭于心窍而致不语，所以在补养气血的基础上，加入开窍和逐瘀等品，进行治疗，如七珍散重在开窍，逐血补心汤重在祛瘀。从二方中的药味来看，又有其他兼症，临床上依据证候，加减使用，宗其法而不拘于方。

此外，产后不语，亦有因痰气郁滞而迷心窍者，白矾末服(一名孤凤散)，就是治疗此证的。痰迷心窍，不仅可以单独为病，而且常与瘀血合而为患。逐血补心汤中用胆南星、半夏、红花、赤芍药、人参即属此类。

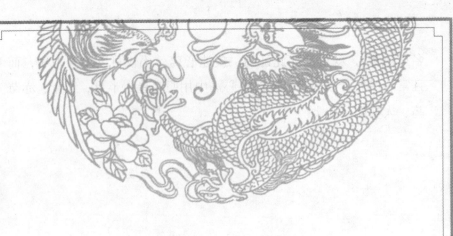

癲 狂

【原文】

产后语言颠倒，或狂言谵语，如见鬼神者，其源不一，须仔细辨证用药。一则产后心虚，败血停积，上干于心，而狂言独语者，当在乍见鬼神条求之。二则产后脏虚，心神惊悸，言语错乱，不自觉知，神思不安者，当在惊悸条求之。三则宿①有风毒，因产心虚气弱，腰背狂直，或歌哭嗔笑②，言语错乱，当作风痓治。四则产后败血，迷乱心经而颠狂，言语无常或晕闷者，当作血晕治。五则产后感冒风寒，恶露斩然③不行，增寒发热如疟，昼日明了，暮则谵语，如见鬼状，当作热入血室④治之。又有产后因惊，败血冲心，昏闷发狂，如有鬼祟，宜用大圣泽兰散，或好辰砂研细，酸枣仁汤调下一钱，立效。薛立斋曰：前证当固胃气为主，而佐以见证之药，若一于攻痰则误矣。

琥珀地黄汤：治产后恶露冲心，语言乱道，如见鬼神，惊悸不定，小便不利者。

琥珀　辰砂　没药_{各研细}　当归_{各一两}

右为细末，每服二钱，空心白汤⑤调下，日三服，心腹痛者加延胡索，兼晕者加蒲黄。

牡丹饮：治败血冲心发热，狂言奔走，脉虚大者。

干荷叶　生干地黄　牡丹皮各等份

右浓煎，调生蒲黄末二钱，一服即定。

乌金散：治产后狂言乱语，目见鬼神。

当归　远志肉　川芎　酸枣仁　白术　赤芍药　香附子
辰砂研细　熟地黄　茯神各二钱　半夏三钱　全蝎　麦冬　人参　牛
膝　天麻各一钱　甘草一钱　陈皮　白芷各一钱半

右剉细，作二服，水一钟半，姜三片，葱三根，入金
银⑥同煎一碗温服。

大圣泽兰散：治产后败血冲心，中风口噤，及坠胎腹
中刺痛、横生逆产、胎衣不下、血昏、血滞、血崩、血入
四肢、一切血证，诸种风气，或伤寒吐逆、咳嗽、寒热往
来、遍身生疮、头痛恶心、经脉不调、赤白带下、胎藏虚
冷、数常坠胎、久无子息⑦、室女经脉不通，并宜服之，
常服暖子宫，和血气，悦颜色，退风冷，消除百病。

泽兰叶　石膏研，各二两　卷柏去根　防风　白茯苓去皮　厚
朴姜制　细辛　桔梗　柏子仁　五味子　人参　藁本　吴茱萸汤洗
七次，焙　干姜炮　白术　川椒去子及闭口者，炒出汗　川乌头炮，去皮脐　白
芷　黄芪　丹参各七钱半　芜荑微炒　甘草　川芎　白芍　当归各一两
七钱半　白薇炒燥，五钱　肉桂一两　阿胶炒珠，五钱　生地黄一两半

右为细末，每服二钱，临卧热酒调下，若急疾不拘
时，日三服。

何氏方：治产后邪风入心，颠狂如见祟物。

大辰砂一二钱研极细，人乳三四茶匙许，调碗内，仍
掘白项活地龙一条，入药内，候地龙滚三滚，取出地龙不
用，但欲得地龙身上涎耳，无令带药出，少入无灰酒⑧与
乳汁相和，重汤内温⑨，作二三服。惊风入心，怔悸不止
者，宜抱龙丸⑩。

茯神散：治产后心神恍惚，言语失度，睡卧不安，如
见鬼神。

茯神一两，去皮木　人参　龙齿研　琥珀研　赤芍药　黄芪　牛

膝_{各五钱} 桂心_{五钱} 生地_{一两半}

右为末，每服三钱，水一盏，煎七分，去渣服。

调经散：治产后狂躁、昏闷、时见鬼神。

没药 琥珀_{各另研细} 桂心_{各一钱} 芍药 当归_{各二钱半} 麝香_{另研} 细辛_{各五分}

右为末，每服五六分，姜汁温酒各少许调服。按右方挟寒者宜，挟热者宜四物汤加柴胡，倍生地。

薛立斋曰：前证乃血虚，神不守舍，大端⑪宜补元气，仍参各证互用。

【词解】

①宿：此为旧有、素来的意思。

②嗔笑：嗔，音膜，恼怒为嗔。嗔笑，就是怒笑。

③斩然：突然的意思。

④血室：此指子宫而言。

⑤白汤：白开水。

⑥入金银：在药中加入金器或银器同煎。

⑦久无子息：很长时间，没有生育子女的信息。

⑧无灰酒：不放石灰的酒。古人在酒内加石灰以防酒酸，但能聚痰，所以药用须无灰酒。

⑨重汤内温：将药液装进容器内再放进水中加温，叫做重汤内温。

⑩抱龙丸：天竺黄、雄黄、朱砂、麝香、陈胆星共为细面，水丸，如黄豆大，金箔为衣，薄荷汤下，每服一丸。

⑪大端：大概的意思。

【按语】

产后癫狂，与内科杂证癫狂，有所不同，杂证癫狂，多因情志所伤，痰气或痰火扰动心神而为患，而产后癫狂，乃败血上冲，迷乱心神而为病。故作者引薛氏之论而强调指出："若一于攻痰而误矣。"诚然，产后癫狂，以败血冲心为多，但因产后气血大伤，心失所养，神无所归而致言语错乱者，亦属常见，在治疗时应详加推求。至于本病列举许多方药，当辨证选用，灵活加减，师其法而不泥其药。只要掌握住补气养血、开窍祛瘀和安神定志的主用和互用，可谓得要。

大圣泽兰散方后云"消除百病"，是夸张语。

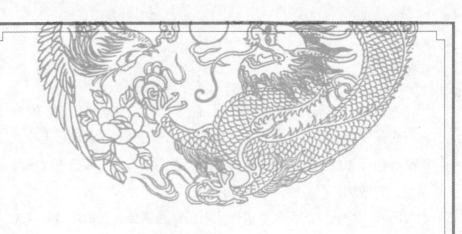

蓐 劳

【原文】

产后蓐劳者，由生产日浅①，血气虚弱，饮食未平②，将养失所，而风冷客之，使人虚乏，劳倦，乍卧乍起，容颜憔悴③，饮食不消，口干头昏，百节疼痛，有时盗汗，寒热如疟，背膊烦闷，四肢不举，沉重着床，此为蓐劳之候。薛立斋曰：前证当扶养正气为主，用六君子汤④加当归。若脾肺气虚，而咳嗽口干，用补中益气汤⑤加麦冬、五味子，头晕加蔓荆子。若肝经血虚，而肢体作痛，用四物汤⑥加参、术。肝肾虚弱，自汗、盗汗，寒热往来者，用六味丸⑦加五味子。因脾血虚弱，肚腹作痛，月经不调，用八珍汤倍白术。因脾虚血燥，皮肤瘙痒，用加味逍遥散。大抵⑧此证，多因脾胃虚弱，饮食减少，以致诸经疲惫⑨，当补脾胃。饮食既进，精气化生，诸脏有所倚赖，其病自愈矣。

白茯苓散：治蓐劳，因生产日浅，久坐多语，勤动用力，以致四肢疼痛，寒热如疟。

白茯苓一两　当归　川芎　桂心　白芍　黄芪　人参各半两　熟地黄一两

　　右吹咀，以水二盏，入猪肾一双，去筋膜切碎，姜三片，枣三枚，煎一盏，滤出清汁，入药半两，煎七分，去渣温服。

　　黄芪煮散：治产后肌肤黄瘦，面无颜色，或憎寒壮热，四肢酸痛，心烦头痛。

　　鳖甲_{醋炙} 黄芪 桂心 当归 桑寄生 白茯苓 白芍 人参 熟地 麦冬 甘草_{炙，各半两} 牛膝_{七钱}

　　右为细末，每服用猪石子一对，即睾丸去脂膜切破，先以水一盏，入姜三片，枣三枚，煎至七分，去石子、姜、枣，却下药五钱，更煎至四分，去渣，空心临卧二服。渣并煎。

　　胡氏牡丹散：治产后虚羸，发热自汗，欲变蓐劳，或血气所搏，经候不调⑩。

　　白芍药 当归 五加皮 地骨皮 人参_{各半两} 没药 桂心_{各二钱} 牡丹皮_{三钱}

　　右为细末，每服五钱，水酒各半盏，如不饮酒，只用水一盏，开元钱⑪一枚，麻油蘸之，同煎七分去滓，通口服⑫，煎不得搅⑬，吃不得吹⑭。

　　紫河车丸⑮佳，猪腰子粥亦妙。

【词解】

①日浅：时间短的意思。

②饮食未平：饮食尚未恢复正常。

③憔悴：枯槁的意思。

④六君子汤：即人参、白术、茯苓、炙甘草、陈皮、半夏。

⑤补中益气汤：见"血不止"条。

⑥四物汤：即熟地、当归、白芍、川芎。

⑦六味丸：即六味地黄丸。

⑧大抵：大凡的意思。

⑨疲惫：极度疲乏。

⑩经候不调：月经周期失常。

⑪开元钱：开元，一意为开国，二意是指唐玄宗年号。开元钱，就是开国年号的铜钱，亦即古铜钱的意思。

⑫通口服：一气服下。

⑬煎不得搅：煎药时不要搅动。

⑭吃不得吹：服药时不要用呼气吹药。

⑮紫河车丸：即河车、白茯苓、拣参、干山药。

【按语】

蓐劳病，为产后日浅，体质尚未恢复，复受风冷之邪，而致容颜憔悴，盗汗寒热等虚劳征象。证由虚得，药必用补。作者引薛氏之论证用方，颇为详尽，论中强调"当补脾胃……诸脏有所倚赖"的原则，非常重要。因气血生化有源，泽枯润槁，生机壮旺，而虚劳自复，即源足流长，本固枝荣之义，不仅治蓐劳证当如此，治其他虚劳证，亦当如此。

白茯苓散、黄芪煮散和胡氏牡丹散，皆在补气养血的基础上，随兼证的不同，灵活选用他药，以达治疗目的。

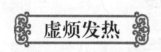

虚烦发热

【原文】

薛立斋曰：产后虚烦发热，乃阳随阴散，气血俱虚。若恶寒发热，烦躁，多渴，急用十全大补汤。若热愈甚，急加桂附。若作渴、面赤，宜用当归补血汤。若误认为火证，投以凉剂，祸在反掌[1]。

人参当归汤：治产后去血过多，血虚则阴虚，阴虚则生内热，心胸烦满，呼吸短气，头痛，闷乱，晡时转甚。

熟地　人参　当归身　桂心　麦冬_{各二钱}　白芍_{炒，二钱半}

血热者加生地_{二钱}

水二钟，粳米一合，竹叶十片，煎至一钟，温服。

甘竹茹汤：治产后内虚，烦热短气。

甘竹茹_{二钱}　人参　茯苓_{各二钱}　甘草_{二钱}　黄芪_{七钱}

右水二钟，煎八分，温服。

竹叶汤：治产后短气欲绝，心中烦闷。

新竹叶_{切碎}　麦冬_{去心}　小麦_{各五两}　甘草_{一两}，生姜_{二两}　大枣_{十二枚}

右用水十碗，煮竹叶、小麦，至八碗去渣，纳余药，煮取三碗去渣，作三四次服，虚悸加人参二两，少气加糯米五合。

熟地黄汤：治产后虚渴不止，少气，脚弱[2]，眼眩，饮食无味。

熟地_{酒蒸，焙}[3]，_{一钱半} 人参 麦冬_{各二钱} 瓜蒌_{根二钱} 甘草_{炙，五分}

右用水二钟、糯米一撮、生姜三片、枣二枚，煎至一钟，不拘时服。

瓜蒌根汤：疗产后血虚发渴。

瓜蒌根_{四钱} 麦冬_{五钱} 人参_{三钱} 生地黄_{三钱} 土瓜根_{三钱} 甘草_{四钱}

水二钟，大枣三枚，煎八分，温服。

薛立斋曰：产后发渴，若出血过多，虚火上炎，用童子小便或四物汤加白术、麦冬、丹皮。若胃气虚而有热，用竹叶归芪汤。血脱发热，烦躁，用当归补血汤。若胃气虚弱，用补中益气汤。因吐泻者，七味白术散。

竹叶归芪汤：治胃气虚热，口干作渴。

人参 白术_炒 麦冬_{各一钱} 黄芪_{三钱} 竹叶_{半钱} 甘草_{炙，五分}

水煎服，不拘时。

当归补血汤：治肌肤燥热，目赤面红，烦渴引饮，昼夜不息，脉洪大而虚，重按全无，此血虚证，误服白虎汤[4]必死。

当归_{三钱} 黄芪_{一两}

水煎服。

增损柴胡汤：治产后发寒热，饮食少，腹胀。

柴胡 人参 甘草 半夏 陈皮 川芎 白芍_{各等份}

每服三钱，姜五片，枣二枚，煎服。

小柴胡加生地黄汤：治产后往来寒热。

柴胡_{三钱} 黄芩_{一钱半} 人参_{七分} 半夏_{八分} 大枣_{三枚} 生地黄_{一钱} 栀子_{七分} 枳壳_{六分}

水煎，食远服。

【词解】

①祸在反掌：发生灾祸如同翻手那样容易而迅速。

②脚弱：行步无力。

③焙：焙，音倍。烘干的意思。

④白虎汤：即生石膏、知母、甘草、粳米。

【按语】

本条虚烦发热，即血虚发热，为产后发热的一种证型。主要由于产后阴血亏乏，阳随阴散，气血俱虚，阴阳不和而得，张山雷《沈氏女科辑要笺正》里指出："新产发热，血虚而阳浮于外者居多，亦有头痛，此是虚阳升腾，不可误为冒寒，妄投发散，以煽其焰，此惟潜阳摄纳，则气火平而热自已。"《经效产宝》中也说："但寒热无他证者，阴阳不和也。"故在治疗上当以益气养血，补阴配阳为主，以收阴平阳秘、退热除烦之功。不可一见热象，就妄投苦寒，否则"祸在反掌"。

条内所列方药较多，实为产后发热而设，可供临床辨证选用。张景岳指出："产后发热，有风寒外感而热者，有郁火内盛而热者，有水亏阴虚而热者，有因产后劳倦虚烦而热者，有去血过多、头晕闷乱烦热者，诸症不同，治当辨察。"

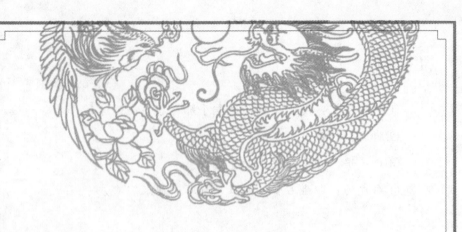

❀ 汗出不止 ❀

【原文】

产后虚烦不止者，由阴气虚，阳无所附，阳气独发于外，故汗出也。阴气虚弱不复，故汗出不止。因之遇风则变成痉。纵不成痉，亦虚乏短气，身体柴瘦，唇口干燥，久则经水短绝，由津液竭故也。薛立斋曰：前证属血气俱虚，急用十全大补汤。如不应，用参附、芪附等汤，若汗多亡阳发痉，尤当用前药。

一产妇，略闻音响，其汗如水而昏愦，诸药到口即呕。余以为脾气虚败，用参附末为细丸，时含三五粒，随液咽下，乃渐加之，至钱许，却服参附汤而痊。

一产妇，盗汗不止，遂至废寐①，神思疲甚，口干引饮，余谓血虚有热，用当归补血汤以代茶，又以当归六黄汤内芩连檗②炒黑，倍人参五味子，二剂而愈。凡产后忽冒闷③，汗出不识人，属大虚，宜固元气为主，其汗不止，必变柔痉④。

麻黄根汤：治产后虚汗不止。

当归　黄芪　麻黄根　牡蛎煅为粉　人参　粉草各等份

右水一盏，每服四钱，煎七分，温服。

经效方：治汗出不止。

黄芩_{一钱半} 白术 牡蛎_煅 茯苓 防风 麦冬 生地_{各八分}
大枣_{七枚}

右用水两钟，煎至七分，空心⑤温服。

止汗散：治产后盗汗不止，一应⑥，汗多者皆可服。

牡蛎_{煅成粉} 小麦麸_{炒黄，碾成粉}

右等份和匀，猪肉煮汤，调服二钱。

人参汤：治产后诸虚不足，发热、盗汗。

人参 当归_{各等份}

右为末，以猪腰子一只，去脂膜，切小片子，水三钟，糯米半合，葱白两条，煮米熟，取清汁一盏，入药二钱，煎至八分，温服，不拘时。

当归六黄汤：治虚热盗汗不止，不应⑦，加人参、白术，不寐加酸枣仁。

当归 熟地 黄芪_{各二钱} 生地 黄柏_{炒黑} 黄芩_{炒黑} 黄连_{炒黑，各一钱}

右水煎服。

参附汤：治阳气虚寒，自汗恶寒，或手足逆冷，大便自利，或脐腹疼痛，呃逆不食，或汗多发痉。

人参_{一两} 附子_{炮五钱}

右作一服，姜枣煎，徐徐温服。

芪附汤：治阳气虚脱，恶寒自汗，或口噤痰涌，四肢逆冷，或吐泻腹痛，饮食不入，一切虚寒等证。

黄芪_{一两} 附子_{炮，五钱}

右水一大碗，姜枣煎服，如不应，倍加附子，方得全济。

【词解】

①废寐：严重的失眠。

②檗：檗，音薄，即黄柏。

③冒闷：头发眩冒，心觉闷乱。

④柔痉：病名，指痉病而见有汗者。

⑤空心：饭前之意。

⑥一应：一服即效。

⑦不应：无疗效。

【按语】

汗证分自汗与盗汗两种，阳虚则自汗，阴虚则盗汗，产后汗出亦然。故治汗证之纲在于自汗者，重在益气固表止汗；盗汗者，重在养阴潜阳敛汗。本文所指的汗出不止，原因颇多，发生在产后者，则比较单纯，主要是阴血大伤，阳无所附，卫外不固所致。阴与阳是相互资助、相互依附的，阴愈虚，汗愈出，汗愈出，阴愈虚，阴虚必致损阳，所以汗出过多，就容易出现亡阳。因此，在治疗上，根据阴阳虚亏的孰轻孰重，在一定的阶段，或补阴以摄阳，或救阳以固阴，或阴阳双补，都必须恰如其分。在此基础上，酌加止汗之品，其效更佳。

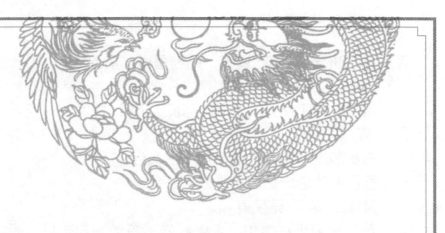

泻 痢

【原文】

产后肠胃虚怯①，寒邪易侵。若未满月，饮冷当风，乘虚袭留于肓膜②，散于腹胁，故腹痛作阵，或如锥刀所刺。流入大肠，水谷不化，洞泄③肠鸣，或下赤白，胠胁④膜胀，急服调中汤立愈。若医者以为积滞取之，祸不旋踵⑤，谨之谨之。

薛立斋曰：产后泻痢，或因饮食损伤脾土，或脾土虚不能消食，当审而治之。若米食所伤，用六君加谷芽；若面食所伤，用六君子加麦芽；若肉食所伤，用六君加山楂、神曲。凡兼呕吐者，加藿香；若兼吞酸或呕吐，用前药送越鞠丸⑥；若肝木侮土，用六君加柴胡、炮姜；若寒水侮土，用钱氏益黄散⑦；久泻元气下陷，用补中益气汤及四神丸⑧；命门火衰不能生土者，用八味丸⑨以补土母；若小便涩滞，肢体渐肿，或兼喘咳，用金匮肾气丸。

的奇散：治产后余血渗入大肠，洞泄不禁，下青白黑色。

荆芥大者，四五穗，于盏内烧灰，不得犯油火，入麝香少许，研汤，三呷⑩调下。此药虽微，能治大病。

香附芍药汤：治产后痢疾。

当归　川芎　芍药　香附　陈皮　茯苓　白术_{各一钱}　砂仁_{六分}　甘草_{五分}　泽泻_{五分}　木香_{三分}

右水煎服，腹疼者倍芍药，加黄连_{八分}

香连丸：治一切泄痢神效。

黄连_{净，十二两}　吴茱萸_{去枝梗，十两}

右二味用热水拌和，入瓷器内，置热汤炖一日。同炒至黄连紫黄色，去萸用连，为末。每末四两，入木香末一两，淡醋米饮为丸，桐子大，每服三四十丸，滚汤下。久痢中气下陷者，用补中益气汤。

调中汤：治产后虚寒洞泄。

高良姜　当归　桂心　芍药　川芎_{各一两}　附子　甘草_{各半两}

右为粗末，每服三钱，水煎服。

【词解】

①怯：弱的意思。

②肓膜：人体组织名，即心下膈上的脂膜。

③洞泄：又称"濡泄""湿泄"。泄泻过甚，如水从洞中出。

④胠胁：即肋胁。

⑤旋踵：踵，音肿，脚后跟。旋踵，即转足，是快的意思。

⑥越鞠丸：即苍术、香附、川芎、神曲、炒栀子。

⑦钱氏益黄散：即陈皮、丁香、青皮、诃子、炙甘草。

⑧四神丸：即破故纸、吴茱萸、肉豆蔻、五味子、生姜、大枣。

⑨八味丸：即金匮肾气丸，桂枝易肉桂。

⑩呷：吸而饮叫呷，缓慢喝下之意。

【按语】

本文泻痢，包括"泻"和"痢"两种病症。"泻"指排便次数增多，粪便稀薄，甚则泻下如水而言。多为湿邪过盛，脾虚失运所导致；"痢"指里急后重，便下脓血而讲。多系湿热熏灼肠道，络伤血腐所形成。故在治疗上应当有所区别。如文内提出的香附芍药汤、香连丸，是治痢而不治泻；调中汤乃治泻而不治痢。当然泻痢有新久，证候有虚实，原因有多种，不可不辨。但因产后多虚，选方用药不可不慎，即有实证，亦不忘虚。如六君加谷芽、麦芽、山楂、神曲等，即寓此意。故本文云："若医者以为积滞取之，祸不旋踵，谨之谨之。"

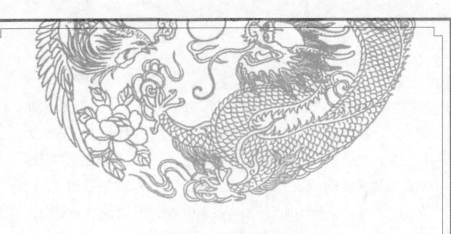

疟 疾

【原文】

　　凡产后疟疾，多由污血①挟寒热而作。大法宜柴胡四物汤②调之。热多者草果饮子，寒多者生熟饮子。薛立斋曰：产后疟疾，因脾胃虚弱，饮食停滞，或因外邪所感，或郁怒伤脾，或暑邪所伏。审系饮食，用六君加桔梗、苍术、藿香；如外邪多而饮食少，用藿香正气散③；饮食劳役④，用补中益气汤；气血虚弱，用十全大补汤；虚寒用六君加姜、桂；元气脱陷，急加附子。大凡久疟多属元气虚寒。盖气虚则寒，血虚则热，胃虚则恶寒。阴火⑤下流，则寒热交作；或吐泻不食，腹痛，烦渴，发热，谵语；或手足逆冷。虽见百证，当峻温补，其病自退。若误用清脾⑥截疟⑦之类，多致不起⑧，中气伤而变证多矣。

　　草果饮子：治产后疟疾，寒热相半，或多热者宜此。

　　半夏　赤茯苓　甘草炙　草果　川芎　陈皮　白芷各二钱　青皮　良姜　紫苏各二钱半　干姜四钱

　　右为粗末，分作四服，每用水一大碗，姜三片、枣三枚，煎七分，临发日⑨连进二服即愈。

　　生熟饮子：治产后疟疾多寒者。

肉豆蔻 草果仁 厚朴_{生，去粗皮} 半夏_制 陈皮 甘草 大枣 生姜

右八味各等份，细剉一半，用湿纸裹煨，令香熟，去纸，与一半生者和匀，每服五钱，水一大碗，煎七分，食前一服，食后一服。

按疟初起当用上两法，不愈当用薛氏法。

【词解】

①污血：逸于经脉之外，积存于组织间隙的坏死血液。

②柴胡四物汤：即柴胡、黄芩、半夏、党参、当归、川芎、熟地、白芍。

③藿香正气散：即藿香、紫苏、白芷、大腹皮、茯苓、白术、半夏曲、陈皮、厚朴、桔梗、甘草。

④劳役：役，音疫，役使也。此处劳役是疲劳过度的意思。

⑤阴火：病因名。指饮食、劳倦、喜怒忧思失常所生之火。

⑥清脾：即清脾饮，其组成为：青皮、厚朴、白术、草果仁、柴胡、茯苓、黄芩、半夏、甘草、生姜。

⑦截疟：即截疟七宝饮，其组成为：常山、厚朴、青皮、陈皮、炙甘草、槟榔、草果仁。

⑧不起：病情较重之意。

⑨临发日：疟疾发作的当天。

【按语】

产后疟疾，一般多由瘀血停滞，荣卫不和；或脾胃虚弱，饮食不消；或因外邪所感；或郁怒伤脾；或暑邪所伏而致。

疟疾多在夏秋之交，本风寒暑湿四气之感。而产后之疟，虽

有外邪，当从气血两虚为治。故王氏在此提出："大法宜柴胡四物汤调之。""草果饮子""生熟饮子"，两方均宜于疟疾初起，产后胃气充盛之人。

草果饮子为产后疟疾寒热相伴，或多热者而设。方中草果专于截疟，陈皮、半夏、青皮理气燥湿化痰；赤苓、川芎活血行瘀；紫苏、白芷发散风寒；良姜、干姜温中，使血液得温则通；甘草调和诸药，全方共奏解表和中化痰、活血化瘀之功。对污血挟寒热而作之疟，用之较为合适。此处提出"多热者宜此"的"多热"，是指症状而言，并非指内热过盛而言。

生熟饮子，为产后疟疾多寒者而设。因疟疾一证，成因虽繁，但每与痰湿有关。古人有"痰湿作疟"之说。故方中多用理气燥湿化痰之品，使脾胃健，痰湿除，而疟自止。本方用于疟疾偏于寒湿较盛者尤为适宜。

若疟久不止，元气虚寒，气血俱伤者，又非上法所宜。须遵薛氏之法，从补议治，不可轻投截疟之剂。

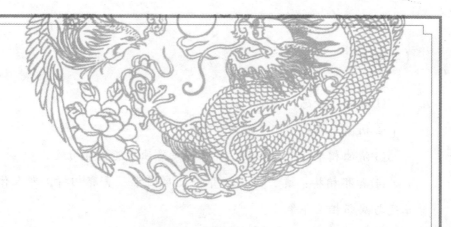

霍 乱

【原文】

产后霍乱，气血俱伤，脏腑虚损；或饮食不消，触冒①风冷所致。阴阳不顺②，清浊相干③，气乱于肠胃之间，真邪相搏④，冷热不调，上吐下利，故曰霍乱也。经云：渴而饮水者，五苓散⑤；寒多不饮水者，理中丸⑥；大段虚冷⑦厥逆者加附子来复丹⑧亦妙。

白术散：治产后霍乱，吐利腹痛，烦渴，手足逆冷。

白术 橘红 麦冬去心 干姜 人参各一钱 甘草五分

水一盏，姜三片，煎服。

温中散：治产后霍乱，吐泻不止。

人参 白术 当归各一钱 草豆蔻仁 干姜各八分 厚朴姜制，一钱二分

水一盏，煎服。

若吐逆不受汤药，用伏龙肝⑨研细末三钱，米汤调，徐徐咽下即受。

【词解】

①触冒：外感，感受之义。

②阴阳不顺：阴阳不调之意。

③清浊相干：清浊相混。脾胃升清降浊功能失常而致。

④真邪相搏：真，正气；邪，致病因素。真邪相搏，即人体正气与病邪相互斗争。

⑤五苓散：即猪苓、茯苓、泽泻、白术、桂枝。

⑥理中丸：即人参、白术、干姜、炙甘草。

⑦大段虚冷：指肢体大部感寒冷，大段有长度之意。

⑧附子来复丹：选自《太平惠民和剂局方》，其组成为：附子、青皮、陈皮、硝石、五灵脂、硫黄、玄精石。

⑨伏龙肝：灶心土。

【按语】

古人把上吐下泻同时并作的病，都包括在霍乱的范围内，认为霍乱是一种胃肠挥霍撩乱的现象，故名。因此，它既包括了烈性传染病的"霍乱"，也包括了一般夏秋间常见的急性胃肠炎。

王氏在此提出，产后霍乱之发病，由于产后气血俱伤，脏腑空虚；或饮食不消及感受风冷之邪，而致胃肠消化功能紊乱，脾胃失其健运之机，清浊相混，上下逆乱，而发上吐下泻。故采用"白术散""温中散""五苓散""理中丸"等方，以温中祛寒，补气健脾，利湿为治。中焦得以温运，脾胃得以扶益，使中土有权，升降复常，诸证自愈。

白术散适于产后霍乱吐利、腹痛、烦渴、手足逆冷者。脾胃属土，司职运化。若脾胃阳虚有寒，则运化无权，清浊升降之机受阻，吐利、腹痛等症随之而起。阳虚不能达于四肢，则手足逆冷。白术散为理中汤加陈皮、麦冬而成。方中干姜温中祛寒；白术、陈皮理气健脾燥湿；人参补气益脾，甘草和中补土。古人有"暴泻伤阴，久泄伤阳"之说，上吐下泻，不仅伤阴，而且伤阳。故于温阳方中加入甘寒养阴之麦冬，止烦渴，使胃体得润而复其降下之功。脾气得补，而复其上升之能，清升浊降，中土协和，则吐利自止。

温中散用于产后霍乱，用于脾胃虚弱，寒湿郁滞，饮食不消而致吐泻不止者。方中人参、白术，补气健脾；草豆蔻燥湿健脾：厚朴运脾行气，导滞除胀；干姜温中散寒。且干姜与白术配伍，一以温脾，一以健脾，相互为用，其功益彰。人参、白术、干姜同用，已具理中汤之功。因产后气血虚弱，又以人参配当归，一以补气，一以养血。如此则中土得温而寒湿去，气血得补而虚弱复，何患吐泻不止哉。

五苓散乃利水渗湿化气之方，《伤寒论》用于"水逆证"。此用于霍乱者，亦是因为水湿内停，脾失健运，气不化津，水津不布而致渴而饮水。故本方利水渗湿以分别清浊而吐泻止；温阳化气，使水津蒸腾而渴饮止。至于中寒甚者用理中，虚冷厥逆者加附子来复丹，乃固本挽阳之法。

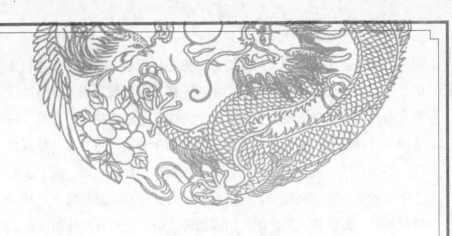

血 崩

【原文】

产后血崩，多因惊忧恚怒①，脏气不平，或服断血药早，致恶血不消，郁满作坚，亦成崩中。薛立斋曰：若血滞小腹胀满，用失笑散，方见血晕；血少小腹虚痞，芎劳汤；肝火血妄行，加味逍遥散②；脾郁不能统血，加味归脾汤③；脾虚不摄血，补中益气汤；厚味④积热，清胃散⑤加槐花；风热相搏，四君子加防风、枳壳。一产妇血崩，小腹胀疼，用顺气行血之剂，其崩如涌，四肢不收⑥，恶寒、呕吐、大便频泻。余用六君加炮黑干姜四剂，稍愈，又以十全大补三十余剂而痊。一产妇血崩，因怒血崩，其血如涌，仆地⑦口噤、目斜、手足抽搐，此肝经血耗生风，余用六味丸料一剂，诸证悉退，但食少晡热，佐以四君、柴胡、牡丹皮而愈。

芎劳汤：芎劳 当归 白芍药_{各等份}

右大剂，浓煎，空心服。

白芍药散：治产后崩中，淋沥不绝⑧，黄瘦虚损。

白芍 牡蛎 干姜 熟地黄 桂心 黄芪 鹿角胶 乌贼骨 龙骨_{各一两}

右为末，每服二钱，食前温酒下。

阿胶丸：治产后崩中，下血不止，虚羸无力⑨。

阿胶　赤石脂各一两半　续断　川芎　当归　甘草　丹参各一两

龙骨　鹿茸酥炙⑩　乌鱼骨　鳖甲酥炙，各二两

右为细末，炼蜜为丸，如梧子大，空心温酒下三十丸。

又方：治产后血崩不止。

香附子童便浸，炒赤，二两　莲蓬壳五枚，烧存性

右为末，米饮调下二钱。

【词解】

① 恚怒：愤恨，恼怒。

② 加味逍遥散：即逍遥散加入适当药味。

③ 加味归脾汤：即归脾汤加入适当药味。

④ 厚味：指肥甘滋腻之品。

⑤ 清胃散：即当归身、黄连、生地黄、牡丹皮、升麻。

⑥ 四肢不收：指四肢痿软，失去活动能力的症状。

⑦ 仆地：昏倒在地。

⑧ 淋沥不绝：经常不断。

⑨ 虚羸无力：气血虚弱，身体瘦弱无力。

⑩ 酥炙：油炙。

【按语】

妇女产后，阴道突然大量出血，势如涌泉者，名为"产后血崩"，亦称"崩中"。

中医学认为，本病的发生原因虽然很多，但总不外气血骤虚，劳伤冲任，暴怒伤肝，瘀滞内停，以及过食辛热之品几个方

面。故医家陈良甫指出："产后伤耗经脉，未得平复，劳役损动，致血暴崩。"《产育宝庆集》一书中记载："产后血崩者何？曰：因产后所下过多，气血暴虚，未得平复；或因劳役，或因惊怒，致血暴崩。"《胎产心法》中也说："或因恶露未尽，固涩太速，以致停留，一旦经血大来……如血多色紫有块……其少腹必胀满，按之而痛。"由此可见，本病亦不外虚证和实证两大类型。一般而言，下血多而色紫有块，小腹胀痛者为实；下血虽多，但色红无块，腹不胀痛为虚；下血鲜红量多者为热。在治疗上，根据《内经》中"急则治其标，缓则治其本"的精神，应着重止血，以防暴崩欲脱。然而止血之法除固涩以外，还应针对病情的虚实寒热，分别采取补虚、行瘀、清热、温寒等法。

本条所述白芍药散和阿胶丸，皆为虚型血崩而设，方内均有收敛固涩之品。但因前方有黄芪、桂心、干姜、黄酒温阳补气药物，故适于阳气虚弱，摄纳无权的患者；后方有阿胶、鹿茸、续断、鳖甲益精养血之味，故肝肾亏损，冲任虚弱者得之较宜。

至于治产后血崩不止方，因方内香附子能利三焦，解久郁；莲蓬壳温而固涩，能消瘀止血，故二药相伍，行气解郁，消瘀止血，对于气郁血瘀而致者颇佳。

血崩是产后最危急的疾病之一，对生命影响严重。临证时必须妥善处理，及时抢救治疗，以防气血暴脱。

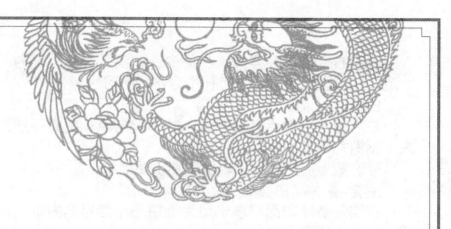

浮 肿

【原文】

　　产后四肢浮肿者，败血①乘虚停积，循经流入四肢，留淫②日深，不能复还③，腐坏④如水，故令面黄，四肢浮肿。医人不识，便作水气治之，多用导水之药，导药⑤极能虚人，产后既虚，又以药虚之，是谓虚虚，多致夭枉⑥。丹溪曰：产后肿，必用大补气血为主，少佐以苍术、茯苓使水自利。薛立斋曰：前证若寒水侮土，宜养脾肺；若气虚浮肿，宜益脾胃；若水气浮肿，宜补中气，当参杂证本门。

　　白术汤：治心腹坚大如盘，名曰气分。

　　枳实一两半　白术三两

　　右吹咀，每服四钱，水一盏半，煎至七分，去滓温服，腹中耍即愈。

　　干漆散：治产后遍身浮肿疼痛及产后血水诸证。

　　干漆　大麦蘖等份

　　右各为细末，以新瓦罐子中铺一重麦蘖，一重干漆，填满用盐泥固济，火煅通赤，放冷，研为细末，但是产后诸疾，热酒调下二钱。

丹溪方：治产后浮肿、小便少、口渴、恶寒、无力、脉沉，此体虚而有湿热，宜补中导水行气可也。

白术二两半 陈皮一两 川芎半两 木通五钱 茯苓三钱

右水煎，下与点丸二十五丸妙，按与点丸用黄芩炒为末，粥糊丸亦名清金丸。

夺魂散：治产后虚肿喘促，利小便则愈。

生姜三两，取汁 白面三两 大半夏七枚

右用生姜汁和面，裹半夏为七饼子，煨焦熟为末，水调一盏，小便利为效。

加味八物汤：治产后遍身浮肿，气急潮热。

人参 白茯苓 熟地黄 小茴香各三钱 白术 川芎 当归白芍 香附子各五钱 甘草 黄芩 柴胡各一钱

右剉分五服，每服水一钟半，生姜三片，煎至七分，空心热服。若肚痛加延胡索、枳壳，倍芍药；呕吐恶心加藿香、砂仁；咳嗽加五味子、款冬花。

加减济生肾气丸：治产后及一切脾肾虚损、腰重脚肿、小便不利，或肚腹膨胀、四肢浮肿，或喘急痰盛，已成蛊证，其效如神。

白茯苓二两 附子半两 车前子 山茱萸 川牛膝 肉桂去皮泽泻 山药 牡丹皮各一两 怀地黄四两，酒拌蒸熟杵膏

右为末，加炼蜜为丸，如梧桐子大，每服七八十丸，空心白汤下。

【词解】

①败血：指积存于组织间隙的坏死血液。

②留淫：停留浸淫的意思。

③复还：往复回还。

④腐坏：此指败血而言。

⑤导药：指泻下利水药。

⑥天枉：生命夭折之意。

【按语】

　　本文将产后浮肿的病因、类型等方面都论述得比较明确，并提出了治疗产后浮肿与治疗杂证水肿的不同之处。因产后浮肿多是虚证，或为虚中挟实，故治疗应以大补气血少佐以导利之品为原则。若作水气治之，过多用导水之药，必使患者虚上加虚，甚至死亡。

　　白术汤由《金匮要略》枳术汤变化而来，但治疗重心不同，枳术汤重用枳实，意在以消为主；此则脾胃失运，气机不畅，故重用白术以补脾益气，燥湿利水，意在以补为主。药仅两味，补消兼施，疗效显著。

　　产后血水壅积、气行不畅而致浮肿者可用干漆散以祛瘀通经、和中疏气。但干漆破血通经，作用强烈，又有麦芽为之推荡，本方药味虽少，实属夺门斩关之剂，宜于实证而不宜于虚证，宜于暂用而不宜于久用。

　　上述二方，均为两味的偶方，但白术汤证偏气分，作用偏补，而干漆散证偏血分，作用在攻。

　　其余诸方，皆为攻补兼施之剂，亦即是于"补中导水行气"之法。如脾胃虚而有湿热者用丹溪方；脾胃虚而有痰湿者用夺魂散；气血双虚而气机不利者用加味八物汤；脾肾双虚水气不行者用加减济生肾气丸。以随证选方，灵活加减为善。

下卷

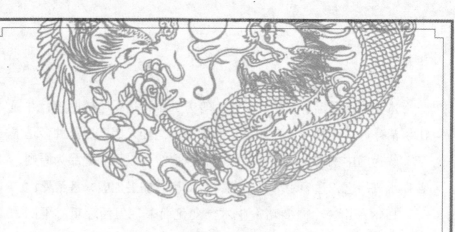

喘

【原文】

　　产后下血过多，荣血暴竭，卫气无主，独聚肺中，故令喘也，此名孤阳绝阴[①]，为难治。陈无择曰：产后喘急固可畏，若是败血上熏于肺，可用夺命丹[②]，若荣血暴绝，宜大料芎劳汤亦可救。薛立斋曰：前证若脾肺虚寒，用补中益气汤加炮姜、肉桂；若阳气虚脱，更加附子；若瘀血入肺，急用二味参苏饮。

　　一产妇喘促自汗，手足俱冷，常以手护脐腹，此阳气虚脱，用参附汤[③]，四剂而愈。

　　血竭散：治产后败血冲心，胸满上喘，命在须臾，宜服。

　　真血竭　没药

　　右等分研细，频筛再研，取尽为度，每服二钱，用童便合好酒半大盏，煎一沸，温调下，方产一服，上床良久再服，其恶血自循经下，免生百病。

　　云岐参苏饮[④]：治产后血入于肺，面黑发喘欲死者。

　　人参—两，为末　　苏木二两

　　右用水二碗煮取苏木一碗，去渣，调参末随时加减服，神效。

旋复花汤：治产后伤风寒，喘促咳嗽，痰涎壅盛，坐卧不宁。

旋复花　赤芍药　荆芥穗　半夏曲　前胡　甘草　茯苓　五味子　杏仁_{去皮，麸炒}　麻黄_{各等份，或芍药、茯苓倍加亦妙}

每服四五钱：姜枣煎服，有汗者不宜。

五味子汤：治产后喘促脉伏而厥。

五味子杵　人参　杏仁_{各二钱}　麦门冬_{去心}　陈皮_{各一钱}

右姜三片，枣二枚，水煎服。

大补汤：治产后百日外，唇白气促，面青浮肿有汗，乃大虚之证，急宜服此。

当归　大川芎　大白术　白芍药　白茯苓_多　人参_多　黄芪_多　五味子_少　熟地黄　干姜　甘草

右水二钟，姜枣煎服。

【词解】

①孤阳绝阴：此指产后出血过多，而致阴绝，阴绝而阳无所依附，故曰孤阳。

②夺命丹：即附子、牡丹皮、干漆。

③参附汤：即人参、附子。

④云岐参苏饮：亦名参苏饮，是张璧(金·张元素之子)之方。张氏自号云岐，故名云岐参苏饮。

【按语】

产后喘证有闭脱之分，出血过多者是脱证；恶露不快，败血上攻者是闭证，但以脱证为多见。二者俱为产后危证，当急予抢救。

若营血暴绝，气和阳尚未出现脱陷者，可用芎劳汤以养血敛阴；气血俱脱者，可用五味子散以补敛气阴；阳气虚脱者，急用参附汤以回阳救逆。同属脱证，治当分辨。

至于"败血冲心"之喘，虚象不明显者直接用血竭散以活血化瘀。伴有阳虚气虚者或用夺命丹，或用云岐参苏饮于扶正中祛瘀，以收攻补兼得之效。

产后气血亏虚，若防护不慎，感受风寒，肺卫郁闭，痰涎壅盛而致喘者，则用旋覆花汤以发散表寒，开泄肺郁。妙用五味子散中有收，无开泄太过之虞，用赤芍以顾产后多瘀之特点，况又有姜、枣、草调和营卫，以增抗邪之力。故此方用于产后外感作喘颇佳。

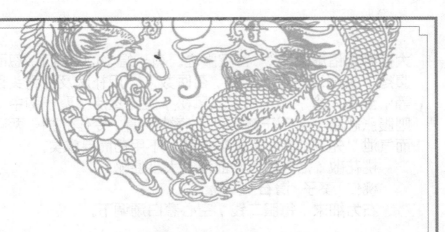

大便闭

【原文】

产后大便不通，由去血过多，大肠干涸，或血虚火燥，以致闷①涩，不可计其日期，及饮食数多，用药通之润之，必待腹满觉胀，自欲去而不能者，乃结在直肠，宜用猪胆导之②。若误以为有热，用苦寒之剂通之，反伤中焦元气，或愈加难通，或通而泻不能止，必成败证。若属血虚火燥，用加味逍遥散，气血俱虚用八珍汤。一产妇大便不通七日矣，饮食如常，腹中如故，用八珍汤加桃仁、杏仁，至二十一日腹满欲去，用猪胆汁润之，先去干粪数块，后皆常粪而安。一产妇大便秘涩，诸药不应，苦不可言，令饮人乳而愈，牛乳亦可，大小便不通者俱宜。陈无择曰：产后不得利，利者百无一生，去血过多，脏燥，大便闭涩，宜用葱涎调腊茶③为丸，复以腊茶下之必通，大黄决不可用。

丹溪治产后秘结不通、膨满气急、坐卧俱难，用大麦蘗炒黄为末，酒下一合，神效，又麻子、苏子粥最为稳当，用紫苏子、火麻子二味各半合，洗净研极细，用水再研，取汁一盏，分二次煮粥啜④下，此粥不惟产后可服，

下卷

大抵老人诸虚风秘⑤，皆宜服之。有一媪⑥年八十四，忽而腹疼、头疼、恶心、不食，召医数人，用补脾及清利头目等，全不入食，此正是老人风秘，脏腑壅滞，聚于胸中，则腹胀恶心，上至于巅，则头痛神不清，令作此粥，两啜而气泄，先下结粪，后渐得通利，不用药而自愈矣。

桃花散：治产后气滞血涩，大小便秘。

桃仁　葵子　滑石　槟榔_{各等份}

右为细末，每服二钱，空心葱白汤调下。

【词解】

①闷：闷，音必。闭的意思。

②猪胆导之：即《伤寒论》猪胆汁方。

③腊茶：茶之陈久者，功用较寻常者为良。

④啜：用热汤急饮。

⑤风秘：是因风邪侵袭而出现大便秘结症状。

⑥媪：指老妇。

【按语】

《金匮要略》说："新产妇人有三病，一者病痉，二者病郁冒，三者大便难。"大便难是产后最常见的证候，究其因，不外去血过多，或血虚火燥以致肠失濡润而秘涩。遵《内经》"燥者润之"的原则，治疗本病当用濡润之剂以泽枯滋燥，而便自通。若误用苦寒攻下，徒损中焦元气，会出现愈加难通或泻而不止的不良后果，不可不慎。本证所列诸方，大多属于养血润燥之剂，可随证抉择。

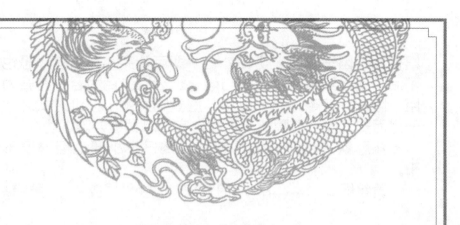

小便闭 附：尿破小便不禁

【原文】

产后小便不通及淋沥①涩痛者，由气虚挟热，不可专用分利渗导之药，重损真气。膀胱虚热用六味丸，若阴虚而阳无以化，用滋阴肾气丸②。盖土生金，金生水，当滋化源也。

滑石散：疗产后淋闷。

滑石—两二钱 通草 车前子 葵子各—两

右为末，热水调服三钱。

张不愚方：疗产后小便不通。

陈皮—两，去白为末

右空心温酒调下二钱，一服便通。

又方：杏仁十四枚去皮尖炒为末，和饮顿服，立通。

又方：用食盐填脐中，可与脐平，却用葱白剥去粗皮十余茎作一缚，切作一指厚安盐上，大艾炷③如葱饼子大小，以火灸之，觉热气直入腹内，即时便通，神验不可俱述。

产妇生理不顺，致伤尿脬④，遗尿无时。丹溪曰：尝见收生者不谨，损破尿脬，因而淋漓遂成废疾者。有徐氏妇得此，因思肌肉破伤在外者，即可补完，在内者，恐也可治，遂诊其脉虚甚，试与峻补。因以参芪为君，芎归为臣，陈皮、茯苓为佐，以猪羊胞煮汤煎服，极饥时饮之，一月而安。盖气血骤长，其胞自完，恐稍缓亦难成功矣。

补脬饮：治产妇伤动脬破，终日不小便，但淋湿不干。

黄丝绢_{一尺，自然黄丝织成者}　白芨末　白牡丹根皮_{各一钱}　黄蜡_{五钱}

用水三碗，煎至绢烂如饧⑤，服之勿作声，作声无效。

【词解】

①淋沥：小便次数多量少而不利。

②滋阴肾气丸：即生地、熟地、当归尾、牡丹皮、薏苡仁、泽泻、茯苓、柴胡、山萸肉、山药。

③艾炷：是由艾绒制成的圆锥形小体，可进行火灸。

④尿脬：脬，音泡。尿脬，即膀胱。

⑤饧：饧，音唐，煮米消烂曰饧。

【按语】

"膀胱者，州都之官，津液藏焉，气化则能出矣"（《素问·灵兰秘典论》）。产后小便不通，虽有虚实两端，但多因膀胱虚热或阴虚而阳无以化，致使肾阳不足，不能化气行水，导致小便不通。作者提出用六味丸和滋阴肾气丸以滋化源，若用分利渗导之药则误矣。

若因湿热阻窍，膀胱窒塞，则用滑石散，疏利决渎以通之。

若因中气不和，气机阻滞，清浊升降失常，以致膀胱气化不利，则用陈皮末服，以理气决壅，不通便而便自通。若肺气阻闭，高源化绝，而致小便不通，则用杏仁末服，以开泄肺气，上窍开而下窍泄矣。这些均属于实证治法，当细辨之。

至于葱、盐填脐艾灸，可使热气入内，膀胱气化得助而便得通，但热结者不宜用。

另外，产时损伤膀胱，小便淋漓不断，治疗宜补气固脬为主，亦即作者提出的"峻补"之法，效果当好。若兼有瘀血者，可用补脬饮以生肌补脬化瘀，方中黄丝绢为补膀胱要药，配牡丹皮活血散瘀，配白芨生肌收敛。"服之勿作声，作声无效"之说，亦为固气之法（因声由气发）是否如此，有待进一步研究。

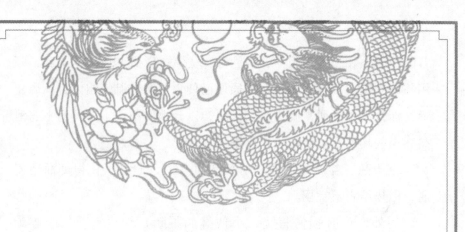

子宫不收

【原文】

　　妇人因产，努力太过，致阴下脱，若脱肛状。及阴下挺出，逼迫则痛，举重房劳，皆能发作，小便淋漓作苦，此由气血虚弱，宜用十全大补汤；肿胀焮痛①，肝经虚热也，加味逍遥散；若因忧怒伤脾，加味归脾汤；若因暴怒，肝火出血，用龙胆泻肝汤②。丹溪治一妇人，产子后阴户中下一物如合包状③，有两歧，其夫求治。丹溪以为子宫因气血弱而下坠，遂用升麻、当归、黄芪、人参、川芎大料二贴与之。半日后其夫复来曰：服一次后觉响一声，视之已收入讫④，但因经宿，干着席上，一片如掌大在席，妻在家哭泣，恐伤破不可复生。丹溪曰：此非肠胃，必脂膜也，肌肉破伤可复完，若气血充盛，必可生满，遂用四物汤⑤加人参，服一百贴，三年后生子。

　　当归散：治阴下脱。

　　当归　黄芪各二两　芍药　蝟皮烧存性，半两　牡蛎煅，二两半

　　右为末，每服三钱，温酒米汤任调下，忌登高举重。

　　硫黄散：治产后阴脱。

　　硫黄　乌贼　鱼骨各半两　五味子二钱半

右为末，掺患处。

硫黄汤：治产劳玉门不闭。

硫黄_{四两} 吴茱萸 菟丝子_{各半两} 蛇床子_{一两}

右每服五六钱，水一碗，煎数沸去滓，洗玉门，日再洗，效。

五蓓子^⑥汤：治产后阴挺出肿痛。

五蓓子 蛇床子 荆芥 枳壳

右各五钱煎汤，温洗之。

熨法：治阴挺及产后阴疼。

蛇床子炒，乘热布裹熨患处。

浸法：石灰二升炒极热，汤二升投灰中，澄清去灰，温坐水中，以浸玉门，斯须^⑦平复如故。

【词解】

①燋：燋，音锹，火烧灼的意思。

②龙胆泻肝汤：即龙胆草、黄芩、栀子、泽泻、木通、车前子、当归、柴胡、甘草、生地。

③合包状：如荷叶之包合形状。亦有称为合钵状。

④讫：讫，音弃，完毕的意思。

⑤四物汤：即熟地、当归、白芍、川芎。

⑥五蓓子：即五倍子。

⑦斯须：很短的时间。

【按语】

子宫不收，即子宫脱垂。多因产后气虚不足，中气下陷，冲任不固，或劳力过度，失于固摄所致。在治疗上，以补中益气，升提收摄为主，如作者所指出的十全大补汤。丹溪所治之方，就是这个原则。若肿胀焮痛，属肝经虚热，用加味逍遥散；属肝经湿热，用龙胆泻肝汤。虚实当辨，治法判然。

　　本证除内服药外，当配合外治法，作者所列诸方，可供选用。

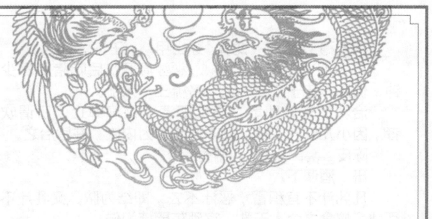

乳汁不通

附：乳肿

【原文】

妇人之乳，资于冲脉，若初产而无乳者宜通之。若累经产而无乳者，亡津液故也，须服滋益之药。若虽有乳，却不甚多者，服通经之药以动之，仍以羹臛①引之，并宜壮脾胃为主。

漏芦散：治产妇气脉壅塞，乳汁不行及经络凝滞，乳中胀痛，或作痈肿，服之自然内消。

漏芦二两半 蛇蜕十条，炙 瓜蒌十枚，急火烧焦存性

右为末，温酒调下二三钱，无时服，药后即以猪蹄羹投之。

涌泉散：治产乳无汁，亦治乳结痈肿。

穿山甲洗净，一两，灰炒燥

右为细末，酒调服二钱。

玉露散：治乳脉不行，身体壮热，头目晕眩。

川芎 桔梗 白芷各二钱 芍药 当归各一钱半 人参 白茯苓 甘草各一钱

右作一服，水两钟煎至一钟。

罗氏涌泉散：治妇人乳汁因气不行。

瞿麦穗　麦门冬　龙骨　穿山甲_{炮黄}　王不留行_{各等份}

右为细末，每服二钱，热酒调下，后吃猪蹄羹少半钟，仍用木梳于左右乳上，各梳三十余梳。

治乳痈未破即散，已结即溃，极痛即止。所谓吹乳者，因小儿吹乳变成，如未产乳肿为内吹，并皆治之。

陈皮_{去白晒干，面炒黄为末}　麝香_{二分}

研，酒调下。

凡乳汁不宜积蓄，恶汁不去，即结为脓。又乳汁不宜洒地，蚁食之令人无乳，宜洒东壁墙为佳。

治乳肿将次结成痈方：

用马溺涂之，数次即愈。

治产后乳结胀不消，令败乳自退方：

瓜蒌_{一个，半生半炒}　大粉草_{一寸，半生半炙}　生姜_{一块，半生半煨}

右同剉，用酒一碗，煮取一盏，去滓服之，觉痛一会不可忍，即搜去败乳，临卧再一服，以患乳着床侧卧，令其药行故也。

又方：治妇人气血方盛，或无儿饮，胀痛，憎寒发热。用麦芽二三两炒熟水煎服，立消，其耗散血气如此，脾胃虚弱，饮食不消，犹多用之何耶。

【词解】

①羹臛：臛，音霍。羹臛，是调和好的肉汤。

【按语】

产后乳汁不通，亦称"缺乳"，有虚实之分：虚者多因身体虚弱，气血生化不足；实者多因肝气郁滞，气脉壅塞。初产多实，经产多虚，但临床以虚证为多见。乳汁为气血所化，气血来源于脾胃水谷精微。因脾胃虚弱，气血化源不足而致少乳，当以壮脾胃为主；如因分娩失血过多，影响乳汁的化生，当以滋益之药为主。这是虚证缺乳应当分辨的两个问题。对于虚证缺乳，不知大补气血之妙，但只通乳，犹如水库无水，仍大肆决堤，非惟无益，而且有害。作者所提的漏芦散、涌泉散和罗氏涌泉散皆为通乳之剂，宜于实证而不宜于虚证。即使服用，亦应辅以补养之品，方可无弊。

至于乳肿疼痛，气血壅聚，极易化脓，当急治之。本文所提陈皮配麝香，瓜蒌配甘草、生姜之方，药简而效捷，或二方合用更佳。若焮热疼痛，火热较盛，当加金银花、连翘、公英、地丁等清热解毒之品。

大麦芽回乳最效，但宜大量进之。因本品耗散气血太甚，对于脾胃虚弱者不宜用。

至于乳汁洒地，蚂蚁食之，令人无乳之说，实为无稽之谈。

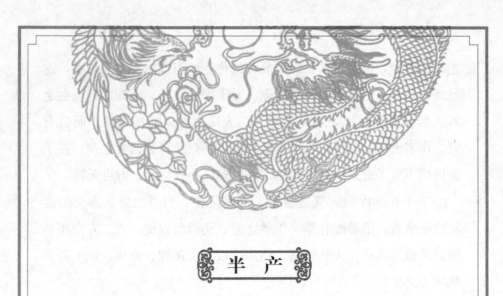

半 产

【原文】

妊娠日月未足，胎气未全而产者，谓之半产。盖由妊妇冲任气虚，不能滋养于胎，胎气不固，或颠仆闪坠，致气血损动；或因热病温疟之类，皆令半产，不可轻视，将养十倍于正产可也。薛立斋曰：小产重于大产，盖大产如栗熟自脱，小产如生采，破其皮壳，断其根蒂也。但人轻忽致死者多，治法宜补脏气，生新血，去瘀血。若未足月，痛而欲产，芎归补中汤①倍加知母止之；若产而血不止，人参黄芪汤②补之；产而心腹痛，当归川芎汤③主之；胎气弱而小产者，八珍汤固之；若出血过多而发热者，圣愈汤④；汗不止急用独参汤；发热烦躁，大渴面赤，脉洪大而虚，当归补血汤；身热面赤，脉沉而微，四君子汤加姜附。丹溪曰：气血虚损，不足荣养，其胎自坠，推原其本，皆因于热火能消物，造化自然，《病源》乃谓风冷伤于子脏⑤而坠，此未得病情者也。予见贾氏妇，但有孕三月左右必坠，诊其脉左手大而无力，重取则涩，知其血少也，以其妙年⑥，只补中气，使血自荣，时正夏初，教以浓煎白术汤，下黄芩末一钱，服三四十贴，遂得保全。一妇年三十余岁，有胎必坠，察其性急多怒，色黑气实，此相火大盛，不能生气，反食气伤精故也，因令用黄芩、白术、当归、甘草，自二月用起，三月尽止，后生一子。

济生芎归补中汤：治怀孕血气虚弱，不能卫养，以致半产，服此可保安全。凡怀孕数月即坠，不治久则不孕。

芎䓖　五味子　阿胶_{蛤粉炒，各一钱}　黄芪_{蜜炙}　当归_{酒浸}　白芍药　白术_{各一钱半}　人参_{七分}　杜仲_{去粗皮，炒去丝，一钱}　木香　甘草_{各五分}

一方加干姜八分，有火者去之。右作一服，水两钟煎至一钟，不拘时服。

阿胶汤：治数坠胎，小腹疼痛不可忍。

阿胶_{炒成珠}　熟干地黄_焙　艾叶_{微炒}　川芎　当归_焙　杜仲_{去粗皮，炙，各一钱半}　甘草_{炙，八分}

右用水一钟半煎七分，温服，大抵治法，宜审某月属某经，育养而治之。

人参黄芪汤：治生产气虚，血下不止。

人参　黄芪_炙　当归　白术_炒　白芍_炒　艾叶_{各一钱}　阿胶_{炒，二钱}
右作一剂水煎服。

龙骨散：治损娠下血不止。

龙骨　当归　地黄_{各五钱}　艾叶_{三钱}　地榆　阿胶_炒　芍药　干姜_{各四钱}　蒲黄_{三钱}　牛角䚡_{炙焦，六钱}

右共为细末，每服三钱，食前米饮调下。

千金疗落胎下血不止方：

生地黄汁一小盏，调代赭石末一钱，日三服。

又方：治下血不止腹痛。

阿胶_{一两，炒}　艾叶_{半两}

水一大盏，煎六分去滓，空心服。

又方：治下血不止疼痛，亦治小便不禁。

家鸡翎_{烧灰细研，温酒调下二钱，少顷再服，以效为度}

红蓝花散：治坠胎后血不出，奔心闷绝不识人。

红蓝_{微炒过}　男子发_{烧存性}　京墨_{烧红}　血竭_研　蒲黄_{隔纸炒，各等份}

右为细末，以童便小半盏调二钱，服之立效。

鹿角散：治坠胎下血不尽，烦满狂闷，时发寒热。

鹿角屑一两，炒为末

右用水一大碗，煎豉一合，取汁六分，分三服，调鹿角屑二钱，日三服。

当归汤：治坠胎胎衣不出。

当归炒 牛膝酒浸焙，各一钱半 木通一钱半 滑石研，二钱 冬葵子炒，二钱 瞿麦穗一钱

水一大钟，煎七分温服，未下再服。

又方：以水噀其面，加醋少许，神验。

当归川芎汤：治小产心腹痛或发热恶寒。

当归 川芎 熟地黄 白芍药炒 红花 香附 青皮 玄胡索炒 泽兰 牡丹皮 桃仁各等份

右水煎，入童便、酒各小盅，温服。

若以手按腹愈疼，此瘀血为患，宜此药或失笑散（方见血晕）；若按之不痛，此是血虚，宜四物参苓白术；若痛而作呕，此是胃虚，宜六君子汤。

当归补血汤（方见虚烦发热）。

圣愈汤：治小产后血虚心烦，睡卧不宁，或五心烦热。

熟地黄酒蒸半日 生地黄酒浸 川芎 人参各一钱 当归酒浸 黄芪炙，各八分

水煎服。

【词解】

①芎归补中汤：即川芎、五味子、阿胶蛤粉炒、炮干姜、炙黄芪、酒当归、白芍、白术、人参、杜仲、木香、甘草。

②人参黄芪汤：即人参、黄芪、白术、当归、白芍、艾叶、阿胶。

③当归川芎汤：即当归、川芎、熟地黄、白芍、元胡、红花、香附、青皮、泽兰、牡丹皮、桃仁。

④圣愈汤：即熟地、当归、白芍、川芎、人参、黄芪。

⑤子脏：子宫。

⑥妙年：少年。

【按语】

妊娠三个月以上堕胎者，称"半产""小产"。本条所述冲任气虚，胎气不固，或跌仆闪挫气血损动，或因热病火热耗气，均为导致半产的主要因素。

前人对"半产"非常重视，故提出"半产"犹"栗未熟而生采之"，必"将养盛于大产十倍"。本篇引薛立斋、朱丹溪诸论，均以补气养血固其冲任为主，并佐以固肾或清热之品，标本兼治，以达安胎或止血之目的。

本篇所选诸方，在临床上大都比较实用。例如圣愈汤就是一个较好的方剂。方中用四物汤以养血，加人参、黄芪以补气，实为补气养血之要方。临床应用，若需安胎，常加杜仲、续断、桑寄生以固肾，加砂仁以健胃调气；若半产之后出血不止，可去当归、川芎，加阿胶、艾叶。

又如阿胶汤，治堕胎小腹疼痛不可忍。所用阿胶、地黄、杜仲、艾叶养血固肾以止血，当归、川芎滑缓去瘀以止痛，也是临床上治疗半产的一个常用方剂。